医師による
面接指導マニュアル ②

長時間労働者編

はじめに

　日本における労働者１人あたりの所定外労働時間は2010年以降増加傾向にありましたが、2014年、2015年をピークに減少傾向に転じ、新型コロナウイルス感染症が全国的に流行した2020年には前年比86.6％と大きく減少しました。しかしその後は2021年、2022年ともに前年比約４～５％増と、また増加傾向となっています。「令和５年版過労死等防止対策白書」（厚生労働省）によれば、2022年の労働者１人あたり年間総実労働時間は1,633時間で、そのうちの121時間が所定外労働時間です。また、月末１週間の就業時間をみると、雇用されている労働者のうち、週60時間以上の就業をしている者が5.1％、週35時間以上60時間未満が61.0％となっていて、どちらも前年より増えています。週60時間以上の就業をしている雇用者は特に男性に多く、一般に「働き盛り」などと呼ばれる40代の10.3％、30代の9.1％、50代でも8.9％が週60時間以上の就業をしています。アメリカ、イギリス、フランス、ドイツと比べても日本の労働時間は長く、週49時間以上労働する者の割合の多さはこの５か国のなかで１位です。

　長時間労働は脳・心臓疾患や精神疾患のリスクを高めるだけでなく、集中力の低下などによる業務災害の原因となることもあります。長時間労働の削減は喫緊の課題であり、厚生労働省では「働き方の見直し」に向けた企業への働きかけや、長時間労働が疑われる事業場に対する監督指導の徹底等を行っています。また労働安全衛生法では、一定以上の時間外労働を行い疲労の蓄積がみられる労働者から申し出があった場合は医師による面接指導を行うことを義務づけています。

　本書は、その「長時間労働者への医師による面接指導」の実施のしかたを解説したものです。面接指導の経験がそれほど豊富ではない産業医でも理解でき、必要最低限の面接指導を行えることを目的に、全体を構成してあります。

　第Ⅰ章では、①面接指導対象者を選定する、②面接指導の実施前準備をする、③面接指導を実施し、面接指導の内容を記録する、④面接指導対象者に保健指導をする、⑤事業者に就業上の措置に関する意見を述べる、という面接指導の流れに沿って、それぞれの段階で行うことや気をつけておきたいポイントなどを、実際の面接指導に役立つ各種書式等の使い方なども交えて解説しています。これらの書式はインターネット上からダウンロードして使うことができます。

なお、2024年4月から、診療に従事する医師を雇用する医療機関の管理者は、時間外・休日労働時間が月100時間以上になると見込まれる医師（面接指導対象医師）に対し、申し出の有無にかかわらず医師（面接指導実施医師）による面接指導を実施することが義務づけられました。面接指導実施医師には一定の要件が求められるため、産業医が行うことは少ないかもしれません（要件を満たせば産業医も実施できます）。大勢いる面接指導対象医師の人数を絞って、産業医による面接指導に回す人数を減らす機能が期待されています。そのほかにも長時間労働医師への面接指導では、長時間労働者への面接指導とは実施のしかたや注意点などに異なる部分があります。そうした点についてのポイントも《面接指導対象者が医師の場合》として解説しました。

　第Ⅱ章では、脳・心臓疾患の予防や早期発見に役立つ、日本人を対象とした、脳心血管病、動脈硬化性疾患、脳卒中のリスク評価ツールを紹介しました。

　第Ⅲ章では、長時間労働の是正や労働環境の改善に関する良好事例34例を、是正・改善のための方法ごとに分類して紹介しています。こうした良好事例を知ることで、効果のある長時間労働者への対応や支援の方法をより具体的に知ることができます。

　そして巻末資料として、長時間労働者と循環器疾患および精神疾患等の関連を示した先行研究の一覧、長時間労働者への医師による面接指導に関連する法令や通知の一覧（抄）、長時間労働者への医師による面接指導に役立つマニュアルやガイドラインなどのURL一覧をつけました。

　本書のベースは、労災疾病臨床研究事業費補助金『長時間労働者への医師による面接指導を効果的に実施するためのマニュアル作成』研究班（研究代表者：堀江正知）による研究成果と、その研究成果をもとに作成された冊子です。この研究で得られたエビデンスをもとに、長時間労働者への医師による面接指導の具体的な手順をわかりやすく解説しました。ぜひ実際の面接指導にご活用ください。

2024年3月

　　　　　　　　　　　　　　　　　　　　　　　　　堀江　正知

目次

I 面接指導の流れとポイント

1 長時間労働者への医師による面接指導のおおよその流れ　　3

①面接指導対象者を選定する　/　3
②面接指導の実施前準備をする　/　3
③面接指導を実施し、面接指導の内容を記録する　/　3
④面接指導対象者に保健指導をする　/　4
⑤事業者に就業上の措置に関する意見を述べる　/　5
《面接指導対象者が医師の場合》　5

2 面接指導対象者を選定する　　7

1 法令における規定による選定 ……………………………………　7
《面接指導対象者が医師の場合》　8
2 事業者が自主的に定める基準による選定 ………………………　8
3 申し出をしない長時間労働者への勧奨 …………………………　9
《面接指導対象者が医師の場合》　9
4 面接指導の対象外となった労働者へのサポート ………………　11

3 面接指導の実施前準備をする　　14

1 面接指導を行う医師の決定 ………………………………………　14
《面接指導対象者が医師の場合》　14
2 面接指導実施場所の決定 …………………………………………　15
3 面接指導対象者の情報を入手 ……………………………………　16
《面接指導対象者が医師の場合》　20

4 面接指導を実施し、面接指導の内容を記録する　　22

1 面接指導を受ける労働者への配慮 ………………………………　22
2 面接指導の内容 ……………………………………………………　23
3 面接指導時の会話例 ………………………………………………　24
①面接指導対象者を出迎える場面　/　24
②面接指導における確認項目を聴取する場面　/　25
《面接指導対象者が医師の場合》　25, 27
③面接指導対象者の精神的な不調が心配される場面　/　27
④面接指導を終了する場面　/　29
4 面接指導対象者が医師の場合の面接指導のポイント ……………　29
①面接指導対象医師と面接指導実施医師とのマッチングに注意する　/　30
②時間外・休日労働が100時間以上となる前に実施する　/　30
③副業・兼業を行う医師の労働時間は通算する　/　31
④診療科や世代の違いなどによる差に留意する　/　31
⑤医師の業務や働き方の特性に気を配る　/　31
⑥メンタルヘルス不調と循環器疾患リスクの評価を中心に行う　/　32
⑦助けを求められた場合は早めの対応を心がける　/　34

5 オンラインによる面接指導のポイント ……………………………… 34

　①面接指導を実施する医師の要件 ／ 34

　②面接指導に使用する情報通信機器とアクセス環境 ／ 35

　③緊急時の連絡先や対応体制の整備 ／ 36

　④対面による面接ではないことによる留意点 ／ 36

　⑤リモートワークによる長時間労働者への対応 ／ 37

6 面接指導の内容の記録 ……………………………………………… 38

　《面接指導対象者が医師の場合》 42

7 面接指導のポイントがわかる動画教材 …………………………… 44

5 面接指導対象者に保健指導をする　　　　　　　　　　　　45

1 面接指導における保健指導 ………………………………………… 45

2 就業上の措置と保健指導との関係 ………………………………… 46

3 保健指導の内容 …………………………………………………… 47

6 事業者に就業上の措置に関する意見を述べる　　　　　　49

1 面接指導対象者が一般の労働者の場合 …………………………… 49

　①医師からの意見聴取 ／ 53

　②事後措置の決定と実施 ／ 53

　③事後措置に関する情報提供 ／ 53

2 面接指導対象者が医師の場合 ……………………………………… 54

　①面接指導実施医師からの意見聴取 ／ 58

　②事後措置の決定と実施 ／ 58

3 衛生委員会の関与について ………………………………………… 60

4 よく見られる長時間労働の原因と対策 …………………………… 60

II 科学的根拠に基づく健康障害のリスク評価

1 脳心血管病リスクの評価　　　　　　　　　　　　　　　　65

2 久山町スコアによる動脈硬化性疾患発症予測モデル　　　　67

3 多目的コホート研究（JPHC研究）のリスクスコアによる脳卒中確率　70

III 事例から学ぶ長時間労働対策

1 面接指導対象者の業務の内容・配分の調整・変更などにより是正・改善した事例　73

　事例1：抑うつ症状が悪化した労働者に対し、上司と人事を交えた面談を行い業務負荷を軽減

事例 2 ：プロジェクト遂行に伴う過重労働から抑うつ症状を呈した労働者の業務配分を見直し

事例 3 ：トラブル対応に伴う長時間労働で抑うつ症状を呈した労働者の業務内容を調整

事例 4 ：面接指導を契機に仕事以外のストレス要因を把握し、業務負荷を見直し

事例 5 ：睡眠障害等の自覚症状を認め、業務体制の見直しを実施

事例 6 ：頻回の出張による疲労の蓄積を認め、出張を制限

事例 7 ：現場管理者に業務が集中している状況に対し、業務配分の見直しを実施

事例 8 ：トラブル対応の多い職場で面接指導をきっかけに職場全体の業務体制を見直し

2 面接指導対象者に対する就業上の措置により是正・改善した事例　　77

事例 9 ：繁忙期に疲労の蓄積が見られ、就業上の措置および業務負荷軽減を実施

事例10：複数の自覚症状を認め、就業上の措置および業務負荷軽減を実施

事例11：異動に伴う業務負荷増大により複数の自覚症状を認め、就業上の措置を実施

事例12：面接指導でうつ病が示唆され、就業上の措置および業務負荷軽減を実施

事例13：面接指導で基礎疾患の悪化が確認され、就業上の措置および人事との面談を実施

事例14：多忙に伴う治療中断で基礎疾患が増悪した労働者に対し、就業上の措置を実施

事例15：コントロール不良な基礎疾患に対して就業上の措置を講じたが、改善に苦慮

事例16：面接指導を契機に血圧高値を把握し、就業上の措置を実施

3 職場の体制・環境などの調整・修正により是正・改善した事例　　81

事例17：慢性的なストレス症状を受けて、業務分担の見直しを実施

事例18：抑うつ症状を呈した社員への対策を契機に、労働環境の根本的な見直しを実施

事例19：上司による業務状況の把握が不適切な状況を、人事への働きかけにより改善

事例20：異動によるパフォーマンス低下および抑うつ症状を認め、労務管理を見直し

事例21：慢性的な長時間労働が発生している会社において、業務体制の見直しを実施

事例22：産業医が非効率的な業務について報告し、業務体制の見直しを実施

事例23：経営幹部へ働きかけ、残業時間の設定や業務配分の見直しを実施

事例24：業務量の増加見込みに対し、計画的な業務体制見直しにより業務上疾病の発生を防止

事例25：社員の疲労状況を報告し、業務体制の見直しを実施

事例26：サービス残業の実態を報告し、労務管理を改善

事例27：社員の疲労状況を報告し、慢性的な人手不足を解消

事例28：繁忙期のコミュニケーション不足に対し、上司への報告および業務配分の見直しを実施

事例29：作業環境の不具合を指摘し、作業効率を向上

4 面接指導対象者への支援や受診勧奨などにより是正・改善した事例　　87

事例30：管理職への昇進を契機とした長時間労働に対し、上司による支援を実施

事例31：業務の未熟性に伴う長時間労働に対し、技能取得の機会を設定

事例32：業務の未熟性による長時間労働に対し、技能取得や支援体制整備について助言

事例33：長時間労働により高血圧が増悪したと考えられる労働者に対し、受診勧奨を実施

事例34：面接指導を契機に放置していた脂質異常の治療を開始

┌─ コラム ───

コラム1：長時間労働者への医師による面接指導の実施率 ………………………… 10

コラム2：申し出があった長時間労働者に対する面接指導の実施率 ……………… 12

コラム3：地域産業保健センターを活用した面接指導の実施 ……………………… 15

コラム4：面接指導の所要時間や個人情報の管理など ……………………………… 22

┌─ 巻末資料 ──

● 長時間労働者と循環器疾患および精神疾患等の関連を示した先行研究 ………………… 93

● 長時間労働者への面接指導に関連する法令一覧（抄） ……………………………………… 95

　・労働安全衛生法　　・労働安全衛生規則　　・労働基準法施行規則

● 長時間労働者への面接指導に関連する通達一覧（抄） ……………………………………100

　・地域産業保健センターにおける面接指導等の相談窓口における運用について
　　（平成20年3月14日　基安労発第0314001号）

　・長時間労働医師への面接指導実施医師養成講習の実施について
　　（令和4年12月27日　医政発1213第6号）

　・情報通信機器を用いた労働安全衛生法第66条の8第1項、第66条の8の2第1項、第66条の
　　8の4第1項及び第66条の10第3項の規定に基づく医師による面接指導の実施について
　　（令和2年11月19日　基発1119第2号）

　・情報通信機器を用いた産業医の職務の一部実施に関する留意事項等について
　　（令和3年3月31日　基発0331第4号）

● 長時間労働者への面接指導に役立つマニュアル・ガイドライン・リーフレット等 …………104

● 本書に掲載した各種書式、チェックリスト等一覧 ……………………………………………105

　・面接指導に役立つチェックリストや書式

　・面接指導対象者が医師の場合の面接指導に役立つチェックリストや書式

　・オンラインによる面接指導の場合に役立つチェックリストや書式

I

面接指導の流れとポイント

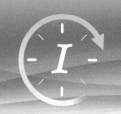

長時間労働者への医師による面接指導のおおよその流れ

まず最初に、面接指導の進め方のおおよその流れを示します。

なお、本書は主に産業医が長時間労働者への医師による面接指導を行う場合を想定して解説しています。2024年4月から始まった長時間労働医師への医師による面接指導では、面接指導を実施する医師に必要な要件その他、注意するポイントなどが少し異なります。それらについては《面接指導対象者が医師の場合》として解説します。

①面接指導対象者を選定する　　　　　　　　　　　　　　　⇨7ページ

事業者は、産業医が労働者の健康管理等を適切に行うために、労働者の1か月の労働時間（高度プロフェッショナル制度で働く労働者の場合は健康管理時間）を把握したあと速やかに、必要な情報を産業医に提供しなければならないことになっています。事業者は、法令や事業場の基準に従って、面接指導対象者を選定します。

また、事業者は、時間外・休日労働時間が月80時間を超えた労働者に対し、労働時間に関する情報を通知します。長時間労働による疲労の蓄積があり、医師による面接指導を申し出た労働者は、面接指導の対象となります。事業場によっては、申し出の有無にかかわらず一定の時間を超えたすべての労働者を対象としています。

なお、労働者が診療に従事する医師である場合は、医療機関の管理者は、時間外・休日労働が月100時間以上になると見込まれる医師に対し面接指導を実施する義務があります。

②面接指導の実施前準備をする　　　　　　　　　　　　　　⇨14ページ

面接指導の実施者（医師、産業医等）、実施場所（面談室等での対面、情報通信機器によるリモート面談）を決めます。

面接指導対象者の情報を、対象者本人、対象者の上司、人事担当者などから入手しましょう。本書に掲載している各書式を利用すると効率よく情報収集できます。得られた情報を検討し、健康障害リスクを評価しておきましょう。

③面接指導を実施し、面接指導の内容を記録する　　　　　　⇨22ページ

業務の過重性と心身および生活の状況の評価をし、面接内容を記録します。

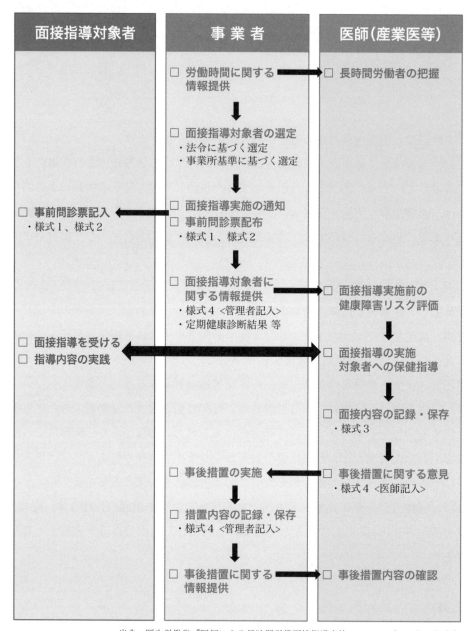

出典：厚生労働省『医師による長時間労働面接指導実施マニュアル』p.4を一部改変

図1　長時間労働面接指導の流れ

④面接指導対象者に保健指導をする　　　　　　　　⇨45ページ

　面接指導の結果に基づき、面接指導対象者に、作業行動の改善、ストレスへの対応、生活習慣の改善などを促すことを目的に、保健指導を行います。なかでも長時間労働の原因対策につながる内容を優先します。そのほかにも、心理的負担を減らす、睡眠時間を確保する、疲労回復のための物理的な時間を確保するなど、本人の行動変容を

促すような指導を行います。

　なお、保健指導の内容は、面接指導対象者が自ら実践できるものであることが原則です。そのためにも、産業医が行う保健指導は、面接指導対象者の職場や作業をよく理解したうえで行われることが期待されます。

⑤事業者に就業上の措置に関する意見を述べる　　　　　　　⇨49ページ

　面接指導の実施後に事業者は、実施した医師・産業医等からの意見聴取を行います。医師・産業医等は、労働者の健康を保持するための必要な措置についての意見を事業者に伝えます。事業者は、その意見を勘案して、労働者への適切な事後措置の決定および事後措置に関する情報提供を行います。

　次項から、それぞれのステップの詳しい内容を説明します。

《面接指導対象者が医師の場合》

　　2024年4月から、診療に従事する医師に対する時間外・休日労働の上限規制が適用され、また、長時間労働を行う医師に対する追加的健康確保措置が医療機関の管理者に義務づけられました。先にも触れたように、診療に従事する医師を雇用する医療機関の管理者は、時間外・休日労働時間が月100時間以上になると見込まれる医師（面接指導対象医師）に対し、医師（面接指導実施医師）による面接指導を実施する義務があります。

　　一般の長時間労働者への医師による面接指導では、面接指導を実施する医師は産業医であることが多いですが、長時間労働医師への面接指導の場合は、実施する医師に一定の要件が求められるため、産業医以外の医師が実施することが一般的です（要件を満たせば、産業医が実施することもできます）。その場合、事業者への面接指導の内容の報告や就業上の措置に関する意見等は面接指導を実施した医師が行い、産業医は、事業者からそれらについての情報提供を受けて、面接指導対象医師の働く職場への働きかけや面接指導対象医師に対する保健指導、経過観察等を行う、という形になります（図2）（6ページ）。

　　このように、長時間労働医師への医師による面接指導では、一般の長時間労働者への面接指導とは実施の形態が少し異なる部分や、また、面接指導対象者も面接指導実施者もともに医師であるという特殊性に鑑みた配慮等が必要になる部分もあります。そうした点については《面接指導対象者が医師の場合》として説明します。

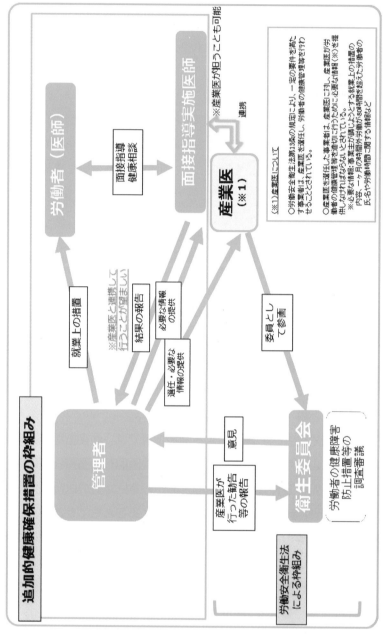

図 2　面接指導対象者が医師の場合の面接指導の実施体制

出典：厚生労働省『長時間労働医師への健康確保措置に関するマニュアル（改訂版）』p119の図8-1

※追加的健康確保措置の面接指導等は、医療法において位置付けることと併せて、労働安全衛生法の面接指導等としても位置付け、衛生委員会による調査審議等が及ぶ方向で検討（「医師の働き方改革に関する検討会報告書」より）

事業者は、労働者の健康管理等を適切に行うために、以下の①〜④の情報を産業医に提供することとなっています。もし、必要な情報が産業医に提供されない場合は、事業場の担当者に確認するようにしましょう。

①時間外・休日労働時間が１か月あたり80時間を超えた（診療に従事する医師の場合は100時間以上になることが見込まれる）労働者の氏名および当該労働者の時間外労働に関する情報

②高度プロフェッショナル制度[1]対象労働者については、１週間あたりの健康管理時間[2]が40時間を超えた場合における、その超えた時間（健康管理時間の超過時間）

③健康診断、長時間労働者に対する面接指導、ストレスチェックに基づく面接指導実施後に講じた措置、またはこれから講じようとする措置の内容に関する情報（措置を講じない場合は、その旨と理由）

④労働者の業務に関する情報であって、産業医が労働者の健康管理等を適切に行うために必要と認めるもの

1) 高度プロフェッショナル制度：高度の専門的知識等を有し、職務の範囲が明確で一定の年収要件を満たす労働者を対象に、労使委員会の決議および労働者本人の同意があれば、年間104日以上の休日確保措置や健康管理時間の状況に応じた健康福祉確保措置等を講ずることにより、労働基準法に定められた労働時間、休憩、休日および深夜の割増賃金に関する規定を適用しない制度。

2) 健康管理時間：高度プロフェッショナル制度において、対象となる労働者が事業場内にいた時間と事業場外で労働した時間の合計。休憩時間を含めるかどうかは労使協議で決定。

これらの情報をもとに、以下のような基準で面接指導対象者を選定します。

1 法令における規定による選定

「時間外・休日労働時間が１か月あたり80時間を超え、かつ疲労の蓄積が認められる者」で、労働者から申し出があった場合は、医師による面接指導の対象となります（労働安全衛生法第66条の８第１項、労働安全衛生規則第52条の２第１項）（図３）（8ページ）。なお、「時間外・休日労働時間」とは、法定労働時間（１日あたり８時間、１週間あたり40時間の労働、４週間に４日の休日取得）を基準として、それを超えて労働した時間を算定したものです。

☞ 面接指導の対象者

労働者 （裁量労働制、 管理監督者含む）	①義務	月80時間超の時間外・休日労働を行い、疲労蓄積があり面接指導を申し出た者	安衛法第66条の8 安衛則第52条の2
	②努力義務	事業者が自主的に定めた基準に該当する者	安衛法第66条の9 安衛則第52条の8
研究開発業務従事者	①義務 （罰則付き）	月100時間超の時間外・休日労働を行った者	安衛法第66条の8の2 安衛則第52条の7の2
	②義務	月80時間超の時間外・休日労働を行い、疲労蓄積があり面接指導を申し出た者	安衛法第66条の8 安衛則第52条の2
	③努力義務	事業者が自主的に定めた基準に該当する者	安衛法第66条の9 安衛則第52条の8
高度プロフェッショナル制度適用者	①義務 （罰則付き）	1週間当たりの健康管理時間が40時間を超えた時間について、月100時間超行った者	安衛法第66条の8の4 安衛則第52条の7の4
	②努力義務	①の対象者以外で面接を申し出た者	安衛法第66条の9 安衛則第52条の8

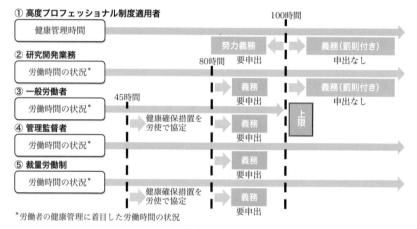

出典：厚生労働省『医師による長時間労働面接指導実施マニュアル』p.6

図3　規定・基準により面接指導の対象となる労働者

《面接指導対象者が医師の場合》

　　時間外・休日労働が月100時間以上になると見込まれる場合に面接指導の対象となります。医療機関の管理者には、対象となる医師に対し、医師による面接指導の実施が義務づけられています（図4）。

2 事業者が自主的に定める基準による選定

　労働者への医師による面接指導について、事業者が独自の基準を設けていることがあります。申し出の有無にかかわらず実施したり、時間外・休日労働が月60時間以上等の基準で実施したりしています。産業医はこうした基準づくりに参画することが望

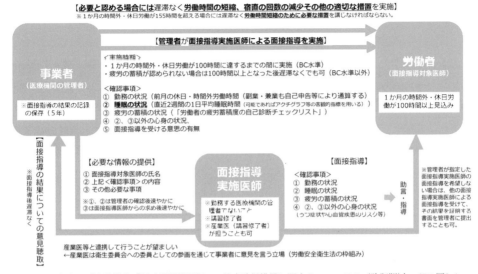

出典：厚生労働省『長時間労働医師への健康確保措置に関するマニュアル（改訂版）』p.67の図3-1

図4　長時間労働医師への面接指導の枠組み

まれます。その基準が記載されている文書の提供を事業者に依頼し、取得しましょう。その内容が法令で義務づけられている基準を満たしていることを確認し、法令との相違点を理解したうえで、事業者の基準に従って面接指導を実施します。

3　申し出をしない長時間労働者への勧奨

　時間外・休日労働時間が1か月あたり80時間を超えていても、労働者本人からの申し出がない場合は、法的には面接指導の対象とはなりません。ただし、事業者は、時間外・休日労働時間が1か月あたり80時間を超えた労働者本人および産業医に、当該超えた時間に関する情報を通知しなければならず（労働安全衛生規則第52条の2第3項）、産業医は、この情報に基づいて当該労働者に対して医師による面接指導の申し出を勧奨することができます（同第52条の3第4項）。また、時間外・休日労働時間が労働基準法の上限である1か月あたり45時間を超え、健康への配慮が必要と認めた労働者については、面接指導などの措置を講ずることが望ましいとされています。

《面接指導対象者が医師の場合》

　医師の場合は、本人からの申し出があるかないかにかかわらず、時間外・休日労働時間が月100時間以上になると見込まれる場合に面接指導の対象となります。

コラム 1 長時間労働者への医師による面接指導の実施率

　厚生労働省の「令和4年　労働安全衛生調査（実態調査）」には、長時間労働に関する事項として、1か月間の時間外・休日労働が80時間を超えた労働者の何パーセントが医師による面接指導を受けたかの統計が掲載されています（表1）。

　それによると、2021年11月1日から2022年10月31日までのあいだに1か月間の時間外・休日労働が80時間を超える月があった労働者のうち、医師による面接指導を「該当したすべての月について」受けた労働者は21.3%、「該当した月のうち一部について」受けた労働者は9.0%であり、実に69.8%もの労働者が「医師による面接指導を受けなかった」と答えています（注：端数処理の関係で合計が100%にはなりません）。

　これを年齢階級別にみると、面接指導を受けていないのは20～29歳が75.9%、40～49歳が74.2%と高く、いちばん数値の低い50～59歳でも58.3%の労働者が面接指導を受けていません。また男女別では、面接指導を受けていない男性は67.5%であるのに対し、女性は80.0%という非常に高い数字になっています。

　このような、面接指導の申し出をしない長時間労働者に対しては、面接を促す、セルフケアのサポートをするなどのアクションをすることが大切です。

表 1　長時間労働者への医師による面接指導の実施率

令和4年　　　　　　　　　　　　　　　　　　　　　　　　　　　　　　　　　　　　　　　（単位：%）

区　分	労働者[1]計[2]	1か月間の時間外・休日労働が80時間を超えた月があった[3]	医師による面接指導の有無			1か月間の時間外・休日労働が80時間を超えた月はなかった	わからない
			該当したすべての月について医師による面接指導を受けた	該当した月のうち一部について医師による面接指導を受けた	医師による面接指導を受けなかった		
合　　計[4]	100.0	2.0	(21.3)	(9.0)	(69.8)	92.4	3.2
（年齢階級）		(100.0)					
20歳未満	100.0	-	(-)	(-)	(-)	93.0	7.0
20～29歳	100.0	2.2 (100.0)	(24.1)	(-)	(75.9)	90.7	5.7
30～39歳	100.0	1.2 (100.0)	(24.8)	(4.2)	(70.9)	95.5	1.8
40～49歳	100.0	3.2 (100.0)	(14.5)	(11.2)	(74.2)	92.8	2.3
50～59歳	100.0	2.0 (100.0)	(32.5)	(9.3)	(58.3)	90.8	4.7
60歳以上	100.0	0.5 (100.0)*	(4.1)*	(30.5)*	(65.4)*	90.4	2.5
（　性　）							
男	100.0	2.8 (100.0)	(21.6)	(11.0)	(67.5)	91.0	3.7
女	100.0	0.9 (100.0)	(20.0)	(-)	(80.0)	94.4	2.5

注：1)　ここでいう「労働者」とは、研究開発業務従事者又は一般労働者、管理監督者、裁量労働制適用
　　　　労働者等をいう。
　　2)　「労働者計」には、1か月間の時間外・休日労働が80時間を超えた月の有無不明が含まれる。
　　3)　（　）は、1か月間の時間外・休日労働が80時間を超えた月があった労働者のうち、医師による面
　　　　接指導の有無別にみた割合である。
　　4)　「合計」には、「年齢階級」「性」の各区分の不明が含まれる。
　　　　　　　　　　　　出典：厚生労働省「令和4年　労働安全衛生調査（実態調査）の概況」p.18の第17表

4　面接指導の対象外となった労働者へのサポート

　法令の規定や事業所の基準に該当しなくても、疲労の蓄積や健康への不安があるときなどには医師に相談する機会があることを、労働者に対して通知しましょう。また、情報提供によるセルフケアを促しましょう。そのためには、日ごろから相談できる体制や案内資料をあらかじめつくっておくことも重要です。

　ほかにも、労働者の疲労の蓄積を評価する方法として、産業看護職による面談があります。産業看護職による面談は、医師による面接指導と比べて、健康に不安がある労働者が申し出をしやすいというメリットがあります。事業所によっては、産業看護職による面談の対象となる労働者の選定基準を設けている場合もあります。

　産業看護職が面談を実施した結果、医師による面接指導の必要性があると判断した場合は、面談をした産業看護職が労働者に対しその旨を丁寧に説明するように取り決めをしておきましょう。ただし、医師による面接指導の必要性を認めても、労働者本人がそれを拒否する場合、看護職には「保健師助産師看護師法第42条の2」により守秘義務があるため、当該労働者を医師に紹介しづらいことがあります。あらかじめ社内規程として、労働者の健康保持のため、産業看護職による面談において①新たな症状がある、②事業者で決めたその他の基準に該当するなどの場合には医師による面接指導の対象とするなどを規定しておき、労働者に周知しておくことが望ましいでしょう。

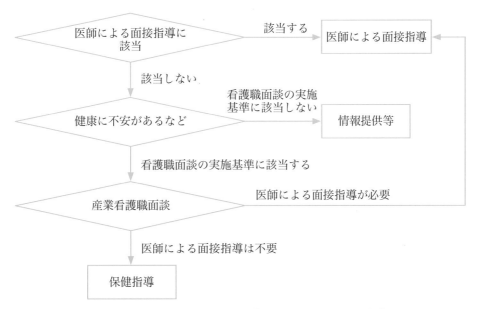

出典：厚生労働省『医師による長時間労働面接指導実施マニュアル』p.7

図5　規定・基準に該当しない労働者へのサポートの流れ

コラム **2**　申し出があった長時間労働者に対する面接指導の実施率

　　長時間労働者への医師による面接指導は、あくまでも労働者本人からの申し出により実施するのが原則です。本人が申し出をしない場合は、法的には面接指導の対象とはなりません。では、労働者が申し出た場合は必ず面接指導が実施されているのかというと、必ずしもそうとは言い切れない実態もあるようです。

　　少し前の数字ですが、厚生労働省「令和 2 年　労働安全衛生調査（実態調査）」によると、2020年 7 月 1 日が含まれる 1 か月間の時間外・休日労働が80時間を超え、かつ、面接指導の申し出をした労働者に対し、実際に面接指導を実施した事業所の割合は、95.4％にとどまっています。事業所の規模別でみると、労働者数100 ～ 299人の事業所が91.8％で実施率が最も低く、次いで300～499人の事業所が94.5％、1000人以上の事業所が94.7％となっています（表2）。

　　ただ、同じ「労働安全衛生調査（実態調査）」でも、2018年 7 月 1 日が含まれる 1 か月間で調査をしたものでは、時間外・休日労働が月80時間超100時間以下の労働者に対する面接指導の実施率は、申し出をした場合で25.6％、申し出なしでも全員に実施するが20.8％、合わせて46.4％であり、同じく100時間超の労働者に対する実施率は、申し出をした場合で18.7％、申し出なしでも全員に実施するが28.5％、合わせて47.2％と、いずれも半数に満たない非常に低い数字となっています（表3）。そこから比べれば 2 年間で実施率の大幅な上昇が認められます。

　　2019年 4 月に労働安全衛生法が改正され、事業者による労働時間の把握がガイドラインから法へと変更されたこと、面接指導の対象となる時間外・休日労働の基準が100時間から80時間へと変更されたこと、時間外・休日労働が月80時間を超えた労働者に対しては事業所がその情報を当該労働者に通知し、産業医にも情報を提供するようになったことなどにより、面接指導の実施に対する事業所の意識が向上したと言えそうです。

表2　申し出があった長時間労働者に対する面接指導の実施率（2020年）

区　　分	事業所計	80時間超の時間外・休日労働をした労働者がいた [1)2)]		面接指導の申し出があった労働者がいた [3)4)]	医師による面接指導の実施状況		
					実施した	一部実施した	実施しなかった
＜80時間超＞ 令和2年	100.0	2.5	(100.0)	(12.1)	〈100.0〉	〈95.4〉	〈3.8〉	〈0.7〉
（事業所規模）								
1,000 人以上	100.0	41.0	(100.0)	(54.5)	〈100.0〉	〈94.7〉	〈3.9〉	〈0.4〉
500 ～ 999人	100.0	20.9	(100.0)	(39.9)	〈100.0〉	〈98.6〉	〈-〉	〈1.4〉
300 ～ 499人	100.0	14.8	(100.0)	(46.7)	〈100.0〉	〈94.5〉	〈5.5〉	〈-〉
100 ～ 299人	100.0	7.4	(100.0)	(28.4)	〈100.0〉	〈91.8〉	〈8.2〉	〈-〉
50 ～ 99人	100.0	4.1	(100.0)	(8.3)	〈100.0〉	〈95.2〉	〈-〉	〈4.8〉
30 ～ 49人	100.0	1.7	(100.0)	(6.9)	〈100.0〉	〈100.0〉*	〈-〉	〈-〉
10 ～ 29人	100.0	1.9	(100.0)	(3.9)	〈100.0〉	〈100.0〉*	〈-〉	〈-〉
平成30年	100.0	7.0	(100.0)	(17.6)	〈…〉	〈…〉	〈…〉	〈…〉

注:1) 長時間労働者には、受け入れている派遣労働者は含まない。
　　2)（　）は、時間外・休日労働をした労働者がいた事業所のうち、面接指導の申し出があった労働者がいた事業所の割合である。
　　3)「面接指導の申し出があった労働者がいた」には、「医師による面接指導の実施状況不明」を含む。
　　4)〈　〉は、面接指導の申し出があった労働者がいた事業所のうち、医師による面接指導の実施状況別にみた割合である。

出典：厚生労働省「令和2年　労働安全衛生調査（実態調査）の概況」p.9の第9表

表3　申し出があった長時間労働者に対する面接指導の実施率（2018年）

（単位：%）

区　　分	医師による面接指導について回答のあった事業所計 [1)]		全員に実施することとしている [2)]	申出者に実施することとしている [2)]	実施しないこととしている	実施方法が決まっていない [3)]
＜80時間超100時間以下＞	[69.8]	100.0	20.8	25.6	5.0	48.5
（事業所規模）						
1,000 人以上	[95.9]	100.0	46.0	47.2	3.3	3.5
500 ～ 999人	[96.9]	100.0	41.3	48.1	1.6	9.1
300 ～ 499人	[93.2]	100.0	40.7	45.8	3.0	10.6
100 ～ 299人	[86.6]	100.0	33.1	39.0	3.5	24.4
50 ～ 99人	[78.1]	100.0	27.9	30.7	1.7	39.7
30 ～ 49人	[71.9]	100.0	22.0	25.2	3.7	49.1
10 ～ 29人	[66.7]	100.0	17.9	23.2	6.0	52.8
＜100時間超＞	[71.1]	100.0	28.5	18.7	3.8	48.9
（事業所規模）						
1,000 人以上	[95.4]	100.0	68.2	28.7	-	3.1
500 ～ 999人	[97.8]	100.0	59.0	31.8	0.3	9.0
300 ～ 499人	[92.9]	100.0	61.7	26.1	1.7	10.5
100 ～ 299人	[85.3]	100.0	46.9	29.8	1.1	22.1
50 ～ 99人	[78.1]	100.0	36.6	24.1	0.8	38.4
30 ～ 49人	[74.1]	100.0	30.5	16.6	3.5	49.4
10 ～ 29人	[68.2]	100.0	24.6	17.2	4.6	53.6

注:1)［　］は、全事業所のうち、医師による面接指導の実施方法について回答のあった事業所の割合である。
　　2) 期日前1か月以内に面接指導を受けた労働者等、面接指導を受ける必要がないと医師が認めた者を除く。
　　3) 過去に1か月の時間外・休日労働時間数が45時間超等となった実績がないことから、具体的な実施方法を決める必要性がなかった場合を含む。

出典：厚生労働省「平成30年　労働安全衛生調査（実態調査）の概況」p.6の第5表

面接指導の実施前準備をする

面接指導の対象者が決まったら、より効率的かつ有効な面接指導を実施するために、各種の準備および必要な情報の収集などを行います。

1 面接指導を行う医師の決定

面接指導は、事業場に選任されている産業医が実施することが望まれます。産業医が選任されていない事業場においては、地域産業保健センターの登録医、健康診断機関（労働衛生機関）の医師、労働者の健康管理などを行うのに必要な医学に関する知識を有する医師が実施しましょう。

なお、前述のとおり、産業看護職がいる事業場では、産業看護職に補助的な面談を依頼し、連携することもできます。

《面接指導対象者が医師の場合》

面接指導対象者が医師である場合は、面接指導を実施する医師は以下の2つの要件をともに満たす必要があります。

①面接指導対象医師が勤務する病院または診療所の管理者ではないこと。
②医師の健康管理を行うのに必要な知識を修得させるための講義の受講を修了していること。

①の関連で、面接指導対象医師と同じ医局や診療科の別の医師が面接指導を行うことは医療法上では禁止されていませんが、面接指導を受ける医師が安心して発言できるようにするために、『長時間労働医師への健康確保措置に関するマニュアル（改訂版）』では「直接の部下に対する面接指導とならないようにすることが望ましい」としています。

②については、具体的には「面接指導実施医師養成講習会」を受講し（オンラインで受講可能）、修了することが必要です。詳細は「医師の働き方改革 面

接指導実施医師養成ナビ」ウェブサイトで確認してください。

医師の働き方改革 面接指導実施医師養成ナビ
https://ishimensetsu.mhlw.go.jp

　上記①②を満たせば、産業医も面接指導実施医師になることができます。また、面接指導実施医師の条件を満たす者は、自身が所属する医療機関以外の面接指導対象医師への面接指導を行うこともできます。

コラム3　地域産業保健センターを活用した面接指導の実施

　長時間労働者への医師による面接指導を実施する医師としては、産業医や産業医の要件を備えた医師など、労働者の健康管理を行える医師が望ましいとされています。労働者数50人以上の事業場であれば産業医の選任義務があるため、面接指導は産業医が実施することが望まれますが、産業医のいない労働者数50人未満の小規模な事業場では、依頼できる医師が見つからずに困ることもあるかもしれません。

　そのような場合には、地域産業保健センターを活用できます。地域産業保健センターでは、労働者数50人未満の小規模事業場の事業者や労働者に対して、長時間労働者への医師による面接指導の相談窓口を設置しています。地域産業保健センターの相談窓口において受けた面接指導は「事業者が指定した医師が行う面接指導に該当する」とされ、実施後は面接指導にかかる結果報告書や意見書の写し、面接指導の実施台帳やチェックリストなどは地域産業保健センターで5年間保存されます（「地域産業保健センターにおける面接指導等の相談窓口における運用について」平成20年3月14日 基安労発第0314001号）。

　このほかにも地域産業保健センターでは、健康相談や個別訪問による産業保健指導、産業保健情報の提供など、さまざまなサービスを提供しています。

2　**面接指導実施場所の決定**

　面接指導は、面接指導対象者の様子を総合的に観察できるように、原則として対面で行う必要があります。プライバシーが確保できる場所（相談室、面談室、会議室など）で実施しましょう。

　なんらかの事情などにより対面での面接指導が難しい場合は、産業医が表情やしぐ

さなどを確認できることなどの一定の条件を満たせば、テレビ電話などの情報通信機器による面接指導を行うことができます。厚生労働省が示す留意事項（「情報通信機器を用いた労働安全衛生法第66条の８第１項、第66条の８の２第１項、第66条の８の４第１項及び第66条の10第３項の規定に基づく医師による面接指導の実施について」令和２年11月19日付け基発1119第２号）を十分検討したうえで、利用の判断をしましょう。詳細は「4-(5)オンラインによる面接指導のポイント」(34ページ参照)で説明します。

３　面接指導対象者の情報を入手

　面接指導時に最低限確認すべき項目を、チェックリストの形式でまとめました(表４)。これらの項目のなかには、事前に入手できる情報と、面接指導時に入手できる情報があります。

　面接指導を適切かつ効率よく行うためには、実施前に対象労働者の健康障害リスクを評価することが重要です。「〈様式１〉面接指導の事前問診票（本人記入）」(図６)、「〈様式２〉労働者の疲労蓄積度自己診断チェックリスト（2023年改正版）」(図７)(18〜19ページ)、「〈様式４〉面接指導の報告書」(図19)(50ページ)などを事前に対象者や上司・人事担当者から入手し、対象労働者について、「業務の過重性」「心身および生活の状況」に関する情報を把握しておきましょう（表５）(20ページ)。

表４　面接指導時に最低限確認すべき事項

《全般》	《業務の過重性》	《心身および生活の状況》
☐　事前問診票の確認 ☐　健康診断結果の確認	☐　長時間労働の発生理由 ☐　今後の見通し ☐　仕事の負担度 　　（質的負担・量的負担） ☐　仕事の裁量度 ☐　職場の支援度	☐　既往歴、現病歴の治療状況 ☐　他覚所見（血圧、体重） ☐　自覚症状 ☐　うつ病の簡便な構造化面接法 　　（Brief Structured Interview for Depression; BSID）
《勤務状況》 ☐　部署 ☐　役職 ☐　業務内容 ☐　勤務形態 ☐　勤怠状況	☐　その他仕事によるストレス要因（人間関係、人員、休憩時間、物理・化学的因子 等）	☐　食欲 ☐　睡眠の詳細（睡眠時間、入眠困難・中途覚醒・早朝覚醒、寝酒の有無） ☐　嗜好（喫煙、飲酒） ☐　余暇の過ごし方 ☐　同居人等（独身・結婚、交友関係） ☐　仕事以外の一般生活におけるストレスの有無

※ダウンロードURL ⇨ 105ページ

（様式1）　　　　　　　　　　面接指導の事前問診票（本人記入）

　本票は長時間労働者に対する医師の面接指導を実施するにあたり、面接する医師が勤務状況を把握し、よりよい面接指導を行うためのものです。必ず面接指導前に記入の上、（　事前提出　・　面接指導時に持参　）してください。記入が難しい場合は空欄での回答も可能です。

面談指導日（予定日）	年　　　　月　　　　日

氏名		職員番号	
所属部署		業務内容	

記入日（　　　　　　　　　　　　　　　　　）

勤務状況	交替制勤務をしていますか？　　　　　　　　　　　　（　　はい　　いいえ　）
	前月、平均して何時頃に出社していましたか？　　　（　　　時　　　分　頃　）
	前月、平均して何時頃に退社していましたか？　　　（　　　時　　　分　頃　）
	現在は平均して何時に出社していますか？　　　　　（　　　時　　　分　頃　）
	現在は平均して何時に退社していますか？　　　　　（　　　時　　　分　頃　）
	※出社、退社時間の記入が難しい方は、勤務開始・終了時間を記載してください。
	片道の通勤時間はおおむねどのくらいですか？　　（　片道　　　時間　　　分　）
	通勤手段は何ですか？（徒歩・自転車・公共交通機関・自動車・他_____）
	仕事による負担を感じますか？　　　　　　　　　　（　　はい　　いいえ　）
	自分で仕事を調整できますか？　　　　　　　　　　（　　はい　　いいえ　）
	職場内での支援はありますか？　　　　　　　　　　（　　はい　　いいえ　）
	仕事に関して気になること・考慮してほしいことなどがあれば記載してください。
	（　　　　　　　　　　　　　　　　　　　　　　　　　　　　　　　　　　）
体調	仕事による体調の変化はありますか？　　　　　　　（　　はい　　いいえ　）
	前月、平均して何時頃に就寝していましたか？　　　（　　　時　　　分　頃　）
	前月、平均して何時頃に起床していましたか？　　　（　　　時　　　分　頃　）
	現在は毎日、何時に就寝していますか？　　　　　　（　　　時　　　分　頃　）
	現在は毎日、何時に起床していますか？　　　　　　（　　　時　　　分　頃　）
	寝つきが悪い、日中の眠気など、睡眠に関して問題がありますか？
	（　　はい　　いいえ　）
	治療中の病気はありますか？　　　　　　　　　　　（　　はい　　いいえ　）
仕事以外の状況	仕事以外で時間を取られることはありますか？　　　（　　はい　　いいえ　）
	仕事以外で強いストレスを感じることはありますか？（　　はい　　いいえ　）
	この事業場の業務以外に仕事をしていますか？　　　（　　はい　　いいえ　）
その他	面接指導において、相談したいことがあれば記載して下さい。
	[　　　　　　　　　　　　　　　　　　　　　　　　　　　　　　　　　]

　この回答内容は面接指導を実施する医師以外が見ることはありません。
　※書式は事業場の状況に応じて適宜、改編してください。

出典：厚生労働省『医師による長時間労働面接指導実施マニュアル』p.11
※ダウンロードURL ⇨ 105ページ

図6　面接指導の事前問診票

（様式2）　労働者の疲労蓄積度自己診断チェックリスト（2023年改正版）

記入者＿＿＿＿＿＿＿＿＿＿＿＿＿＿＿＿　実施日＿＿＿＿年＿＿月＿＿日

このチェックリストは、労働者の疲労蓄積を、自覚症状と勤務の状況から判定するものです。

1. 最近1か月間の自覚症状　各質問に対し、最も当てはまる項目の□に✓を付けてください。

1. イライラする	□ ほとんどない（0）	□ 時々ある（1）	□ よくある（3）
2. 不安だ	□ ほとんどない（0）	□ 時々ある（1）	□ よくある（3）
3. 落ち着かない	□ ほとんどない（0）	□ 時々ある（1）	□ よくある（3）
4. ゆううつだ	□ ほとんどない（0）	□ 時々ある（1）	□ よくある（3）
5. よく眠れない	□ ほとんどない（0）	□ 時々ある（1）	□ よくある（3）
6. 体の調子が悪い	□ ほとんどない（0）	□ 時々ある（1）	□ よくある（3）
7. 物事に集中できない	□ ほとんどない（0）	□ 時々ある（1）	□ よくある（3）
8. することに間違いが多い	□ ほとんどない（0）	□ 時々ある（1）	□ よくある（3）
9. 仕事中、強い眠気に襲われる	□ ほとんどない（0）	□ 時々ある（1）	□ よくある（3）
10. やる気が出ない	□ ほとんどない（0）	□ 時々ある（1）	□ よくある（3）
11. へとへとだ（運動後を除く）★1	□ ほとんどない（0）	□ 時々ある（1）	□ よくある（3）
12. 朝、起きた時、ぐったりした疲れを感じる	□ ほとんどない（0）	□ 時々ある（1）	□ よくある（3）
13. 以前とくらべて、疲れやすい	□ ほとんどない（0）	□ 時々ある（1）	□ よくある（3）
14. 食欲がないと感じる	□ ほとんどない（0）	□ 時々ある（1）	□ よくある（3）

＜自覚症状の評価＞　各々の答えの（　）内の数字を全て加算してください。　**合計＿＿＿点**

Ⅰ 0-2点	Ⅱ 3-7点	Ⅲ 8-14点	Ⅳ 15点以上

★1：へとへと：非常に疲れて体に力がなくなったさま

2. 最近1か月間の勤務の状況　各質問に対し、最も当てはまる項目の□に✓を付けてください。

1. 1か月の労働時間（時間外・休日労働時間を含む）	□ 適当（0）	□ 多い（1）	□ 非常に多い（3）
2. 不規則な勤務（予定の変更、突然の仕事）	□ 少ない（0）	□ 多い（1）	－
3. 出張に伴う負担（頻度・拘束時間・時差など）	□ ない又は小さい（0）	□ 大きい（1）	－
4. 深夜勤務に伴う負担 ★2	□ ない又は小さい（0）	□ 大きい（1）	□ 非常に大きい（3）
5. 休憩・仮眠の時間数及び施設	□ 適切である（0）	□ 不適切である（1）	－
6. 仕事についての身体的負担★3	□ 小さい（0）	□ 大きい（1）	□ 非常に大きい（3）
7. 仕事についての精神的負担	□ 小さい（0）	□ 大きい（1）	□ 非常に大きい（3）
8. 職場・顧客等の人間関係による負担	□ 小さい（0）	□ 大きい（1）	□ 非常に大きい（3）
9. 時間内に処理しきれない仕事	□ 少ない（0）	□ 多い（1）	□ 非常に多い（3）
10. 自分のペースでできない仕事	□ 少ない（0）	□ 多い（1）	□ 非常に多い（3）
11. 勤務時間外でも仕事のことが気にかかって仕方ない	□ ほとんどない（0）	□ 時々ある（1）	□ よくある（3）
12. 勤務日の睡眠時間	□ 十分（0）	□ やや足りない（1）	□ 足りない（3）
13. 終業時刻から次の始業時刻の間にある休息時間 ★4	□ 十分（0）	□ やや足りない（1）	□ 足りない（3）

＜勤務の状況の評価＞　各々の答えの（　）内の数字を全て加算してください。　**合計＿＿＿点**

A: 0点	B: 1-5点	C: 6-11点	D: 12点以上

★2：深夜勤務の頻度や時間数などから総合的に判断してください。
深夜勤務は、深夜時間帯（午後 10 時－午前 5 時）の一部または全部を含む勤務をいいます。
★3：肉体的な作業や寒冷・暑熱作業などの身体的な面での負担をいいます。
★4：これを勤務間インターバルといいます。

3．総合判定

次の表を用い、自覚症状、勤務の状況の評価から、あなたの疲労蓄積度の点数（0～7）を求めてください。

【疲労蓄積度点数表】

		勤 務 の 状 況			
		A	B	C	D
自覚症状	Ⅰ	0	0	2	4
	Ⅱ	0	1	3	5
	Ⅲ	0	2	4	6
	Ⅳ	1	3	5	7

※ 糖尿病、高血圧症等の疾患がある方の場合は判定が正しく行われない可能性があります。

あなたの疲労蓄積度の点数：＿＿＿＿＿点（0～7）

	点数	疲労蓄積度
判 定	0～1	低いと考えられる
	2～3	やや高いと考えられる
	4～5	高いと考えられる
	6～7	非常に高いと考えられる

4．疲労蓄積予防のための対策

あなたの疲労蓄積度はいかがでしたか？本チェックリストでは、健康障害防止の視点から、これまでの医学研究の結果などに基づいて、疲労蓄積度が判定できます。疲労蓄積度の点数が2～7の人は、疲労が蓄積されている可能性があり、チェックリストの2に掲載されている "勤務の状況" の項目（点数が1または3である項目）の改善が必要です。個人の裁量で改善可能な項目については、自分でそれらの項目の改善を行ってください。<u>個人の裁量で改善不可能な項目については、勤務の状況を改善するよう上司や産業医等に相談してください。</u>なお、仕事以外のライフスタイルに原因があって自覚症状が多い場合も見受けられますので、睡眠や休養などを見直すことも大切なことです。疲労を蓄積させないためには、負担を減らし、一方で睡眠・休養をしっかり取る必要があります。労働時間の短縮は、仕事による負担を減らすと同時に、睡眠・休養が取りやすくなることから、効果的な疲労蓄積の予防法のひとつと考えられています。あなたの時間外・休日労働時間が月 45 時間を超えていれば、是非、労働時間の短縮を検討してください。

出典：中央労働災害防止協会 安全衛生情報センター（一部改変）（2024年4月5日アクセス）
https://www.jaish.gr.jp/td_chk/tdchk_e_index.html
※ダウンロードURL ⇨ 105ページ

図7　労働者の疲労蓄積度自己診断チェックリスト

表5　面接指導実施前に入手しておきたい情報

業務の過重性			心身および生活の状況		
チェック	把握すべき情報	活用様式	チェック	把握すべき情報	活用様式
☐	出勤・退勤時刻、通勤方法・時間	様式1	☐	健康診断結果	様式1
☐	仕事による負担の有無、裁量度、職場の支援状況	様式1	☐	睡眠状況	様式1
☐	疲労蓄積度自己診断チェックリストなどの自記式調査	様式2	☐	仕事以外の一般生活におけるストレス・疲労の有無	様式2
☐	上司からの意見（勤務状況、長時間労働の理由、見通し、今後の対応策）	様式4	☐	疲労蓄積度自己診断チェックリストなどの自記式調査	様式2
☐	人事からの勤怠情報	様式4	☐	ストレスチェック結果[1]	
			☐	CES-D、GHQ、K6 などのうつ病等のスクリーニング調査	

1）ストレスチェックや疲労蓄積度自己診断チェックリスト等の結果を見ることができるのは、面接指導を担当する医師がストレスチェックの実施者または共同実施者である場合に限る。

※ダウンロードURL ⇨ 105ページ

《面接指導対象者が医師の場合》

　面接指導対象者が医師である場合は上記の確認に加え、睡眠負債の状況をしっかりと確認することが重要です。「睡眠負債の状況を評価する質問紙」（図8）や表6のチェック項目などを活用して睡眠時間や日中の眠気等から睡眠負債の状況を確認し、その程度を「0（低）」〜「3（高）」で評価します。必要に応じて、アクチグラフ、精神運動覚醒検査（PVT）、睡眠時無呼吸症候群のパルスオキシメータによるスクリーニングなど、客観的指標も活用するとよいでしょう。

参考資料① 睡眠負債の状況を評価する質問紙

最近2週間の状況について回答して下さい。	0点	1点	2点	3点
平均睡眠時間	7時間以上	6-7時間未満	5-6時間未満	5時間未満
朝起床時に熟睡感(よく眠ったという感覚)がある	よくある		時々ある	なし
午後に眠気もしくは疲労感を感じる	なし		時々ある	よくある
いつでもどこでも寝ようと思えば入眠可能(新幹線等の中で入眠可能な状態)	なし		時々ある	よくある
夕方のカンファレンスあるいは車を運転中に眠気を感じていないのに一瞬居眠りをすることがある	なし		時々ある	よくある
慢性的な疲労感がある	なし		少しある	大いにある
総合点	点			

上記の総合点	0~2点	3~4点	5~8点	9~18点
睡眠負債の状況	0	1	2	3

最近1年間について回答して下さい。				
家族・同僚から、大きないびき、または、睡眠中の呼吸停止を指摘された	なし	少しある	時々ある	よくある

※「よくある」の場合は、睡眠時無呼吸症候群のスクリーニング検査を勧める

出典：厚生労働省『長時間労働医師への健康確保措置に関するマニュアル（改訂版）』p85の参考資料①
※ダウンロードURL ⇨ 105ページ

図8 睡眠負債の状況を評価する質問紙

表6 その他睡眠負債の把握で有用な項目

☐ 2週間の平均的な睡眠時間及び宿日直の状況。

☐ 不眠の主症状入眠困難、中途覚醒、早朝覚醒、熟睡感の有無。

☐ 睡眠時間を十分にとっていると思っていても昼食後、あるいは午後に眠気、疲労感を感じることがある。

☐ いつでもどこでも寝ようと思えば入眠可能（例、新幹線で大阪方面から東京駅に向かう場合、車中で寝ようと思えば入眠出来る）。

☐ 夕方のカンファレンスで起きているつもりなのに気づくと寝ていることがある。

☐ 慢性的な疲労感がある。

☐ 家族、同僚から大きないびきもしくは睡眠中の呼吸停止を指摘されることがある。

☐ 車を運転中に眠気を感じていないにも関わらず不意に一瞬居眠りすることがある。

出典：厚生労働省『長時間労働医師への健康確保措置に関するマニュアル（改訂版）』p86を参照して作表
※ダウンロードURL ⇨ 105ページ

面接指導を実施し、面接指導の内容を記録する

事前の準備が整ったら、いよいよ面接指導の実施です。ここでは、面接指導をするにあたって知っておきたい注意点・留意点などを説明します。

1 面接指導を受ける労働者への配慮

面接指導の対象者は事業場のなかでも業務負荷が高く比較的忙しい者が多いため、適切な時間内に効率よく面接指導を実施することが望まれます。各種様式やチェックリストなどを活用し、短時間で密度の濃い面接指導を行うようにしましょう。

冒頭では、面接指導の枠組みや目的についての説明を行い、加えて、忙しいなか面接指導を受けに来てくれた面接指導対象者への労いの言葉を一言添えるとよいでしょう。

面接指導の結果は最終的に事業者（上司、人事労務担当者など）へ提出されることをあらかじめ伝えておき、面接指導の最後には「〈様式4〉面接指導の報告書」（図19）（50ページ）に記載する内容について面接指導対象者に確認をとりましょう。

コラム4 面接指導の所要時間や個人情報の管理など

少し古いデータですが、2018年12月〜2019年1月に実施された、「健康経営銘柄2018」および「健康経営優良法人ホワイト500」に認定されている企業を対象にした面接指導の実態に関するアンケート調査があります。その結果によると、1人あたりの面接指導実施時間は「10分以上30分未満」と回答した企業が最多で、全体の約7割を占めました。「5分以上10分未満」「特に時間の制限はない」との回答はそれぞれ約1割で、「5分未満」と回答した企業はありませんでした。

また、面接指導に使用する質問紙は半数近くの企業が独自のものを使っており、チェックリストは中央労働災害防止協会の作成した「労働者の疲労蓄積度自己診断チェックリスト」が多くの企業で使用されていました。質問紙やチェックリストを使用していないと答えた企業も1割ほどありましたが、より効果的な面接指導を実施するためには、本マニュアルで紹介するものも含め、各種質問紙やチェックリストを活用することをお勧めします。

面接指導に関する個人情報については、企業に常駐する医療職が管理していると答えた企業が約7割、衛生管理者が管理しているが約1割、衛生管理者以外の人事労務担当者が管理しているが約1割という結果でした。

2 面接指導の内容

　面接指導は、労働安全衛生規則第52条の4によれば、①「勤務の状況」、②「疲労の蓄積の状況」、③「心身の状況」について「確認を行うもの」と規定されています。法令は、それ以上のことは規定していません。面接指導は、長時間労働や業務の過重感によって循環器疾患や精神障害を生じないように予防することが目的です。そのために、職場で何らかの対応が必要と判断すれば、事後措置を行う必要があります。

　実際には、まず、事前に入手できた情報（17〜19ページの事前問診票と労働者の疲労蓄積度自己診断チェックリスト、前回の面接指導結果等）を手元に準備します。

　次に、それらの内容を面接指導対象者に確認しながら、平日と休日に、1日24時間をおおむねどのように過ごしているのかを尋ねます。また、仕事による負荷がきわめて高いのに疲労の蓄積や心身の状況は控えめな所見である場合など、疑問点があれば、それらを詳しく尋ねます。そして、表7の事項について一つひとつ確認します。

　その結果、長時間労働や業務の過重性に改善が見通せない場合は、当該職場を管理する上司または衛生管理者等の事業者に対して、その状況を改善するための具体的な方策を検討するよう伝えます。面接指導を実施する医師が産業医ではない場合は、あらためて産業医との面談を受けるように伝えます。特に、心身の疲労が慢性化している場合、日中の眠気がふだんよりも増悪している場合、労働意欲が喪失した燃えつき（バーンアウト）の状態である場合は、早急に改善すべきであることを伝えます。また、面接指導対象者に対して、必要に応じて、ストレスコーピングに関する保健指導（45ページ）を行います。併せて、必要な治療を中断している場合、生活に支障をきたすような不安症状が生じている場合、BSID（27ページ）の結果等から抑うつ状態が疑われる場合には、専門医を受診できるように仕事の調整を図ります。

　なお、仕事以外の要因（両親等の介護、育児、子供の教育、など）については、産業医や職場としての介入に限界があることや適切でない場合もあることを面接指導対象者に説明して、過度な期待を持たせないようにすることも大切です。

表7　面接実施時に確認する情報

- ☐ 労働時間が長くなったのはどのような理由か
- ☐ 長時間労働や業務の過重性が改善される見通しはあるか
- ☐ 長時間労働が生活や睡眠に悪影響を与えていないか
- ☐ 心身の疲労を翌日に持ち越していないか
- ☐ 燃えつき（バーンアウト）や抑うつの状態がないか
- ☐ 仕事以外の要因が疲労状況や健康状態に影響を与えていないか

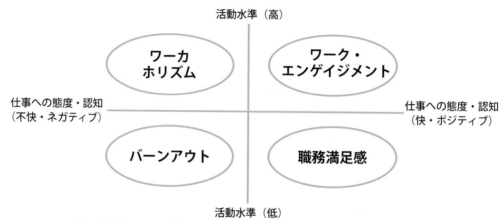

活動水準（高）

ワーカ
ホリズム

ワーク・
エンゲイジメント

仕事への態度・認知
（不快・ネガティブ）

仕事への態度・認知
（快・ポジティブ）

バーンアウト

職務満足感

活動水準（低）

出典：「産業ストレス研究」第16巻3号（2009）p.133の図2を一部改変
厚生労働省「長時間労働医師への面接指導を行う先生へ　面接指導の進め方クイックガイド」p.5

図9　バーンアウトの状態でないかを確認

3　面接指導時の会話例

　面接指導対象者を出迎える場面や、面接指導時における確認項目を聴取する場面、面接指導を終了する場面の会話（問いかけや確認のしかたなど）の例を紹介します。

①面接指導対象者を出迎える場面

> 「こんにちは。産業医の□□です。今日はお忙しいところお越しいただき、ありがとうございます。今回お越しいただいたのは、先月の残業時間が△時間を超えていたからです。仕事の様子やお体の調子はいかがですか。」

　また、状況によって面接結果を事業者に伝える可能性があることに触れておくとよいでしょう。

> 「面接指導の結果、なんらかの就業上の配慮が必要と判断した場合は、〇〇さんの同意を得たうえで、上司の方などに必要な情報をお伝えさせていただきます。」

②面接指導における確認項目を聴取する場面

[勤務状況の把握]

勤怠状況：

> 「仕事が忙しくなってからでも、毎日出勤することができていますか。」

[業務過重性の把握]

長時間労働発生の理由：

> 「○○さんの考える、長時間労働が発生した理由はどのようなものですか。」

今後の見通し：

> 「今の状況は、どの程度続く見込みでしょうか。」
> 「なかなか見通しが立たない場合は、2～3か月後の見通しをお教えください。」

《面接指導対象者が医師の場合》

宿日直やオンコールの状況：

> 「先生は宿日直をされていますか？ また、その頻度はどのくらいでしょうか？」
> 「休日の日直も含めての日数ですか？ また、外病院の宿日直もされていますか？」
> 「それは病院には報告されていますか？」
> 「宿日直中はどの程度の業務量ですか？ 呼び出しはどの程度ありますか？」
> 「宿日直中は睡眠時間の確保はできていますか？」
> 「宿日直翌日の業務は通常どおりですか？」
> 「宿日直とは別の、オンコールの当番等はありますか？」
> 「オンコールで呼ばれることは多いですか？ また、1回呼ばれるとどのくらいの時間、病院にいるのでしょうか？」
> 「勤務間インターバルがやむを得ず確保できなかった場合、代わりの休息時間はありますか？」

　　宿日直やオンコールは医師に特徴的な勤務形態であるので、詳細に尋ねましょう。宿日直許可のある宿日直の場合は労働時間規制の適用にならないのですが、休養や睡眠の実態を把握する必要があります。宿日直許可のない宿

> 日直の場合は、翌日の労働時間規制や勤務間インターバルが必要になるため、宿日直許可の有無を管理者（事務等）に確認するとよいでしょう。

仕事の負担：

> 「仕事に負担を感じていますか。」
> 「以前と比べて負担の程度はいかがですか。」

　相手の答えに応じて、なるべく具体的に問診しましょう（⇒表16の⑦「仕事の負担」40ページ参照）。

仕事の裁量度：

> 「仕事のペースや順番、やり方を、自分で決めて進めることができますか。」

職場の支援度：

> 「仕事を進めるうえで困ったことが起こった場合に、上司や同僚はどれほど頼りになりますか。」
> 「仕事を進めるうえで困ったことが起こった場合に、相談しやすい人はいますか。」

[その他]

> 「人間関係など、仕事でストレスを感じる他の要因がありますか。」
> 「仕事にやりがいを感じていますか。」

[心身および生活の状況の把握]
余暇の過ごし方：

> 「帰宅後や休日は、どのように過ごされますか。」
> 「趣味に取り組むなど、ゆっくり自分の好きなことをするのに充てられる時間はありますか。」
> 「仕事を忘れてリフレッシュできるようなことはありますか。」

仕事以外の状況：

> 「子育てや親の介護など、仕事以外の私生活でストレスを感じることはありませんか。差し支えない範囲でお答えください。」

《面接指導対象者が医師の場合》

> 「平均的な帰宅時間は何時ごろでしょうか？ 帰宅時間によっては睡眠時間が短くなってしまうと思いますが、睡眠時間はどのくらい確保されていますか？」
>
> 「食事は問題なくとれていますか？」
>
> 「酒量が増えたようなことはないですか？ また、喫煙されていますか？」
>
> 「最近、気分が沈んだり、イライラすることが増えていませんか？」
>
> 「仕事中に以前より集中できなくなったり、間違いが多くなったり、眠くなったりしてしまったことは増えていませんか？」

　面接指導対象者が医師の場合は睡眠、食欲、バーンアウトなどについて、より具体的に尋ねるとよいでしょう。

③面接指導対象者の精神的な不調が心配される場面

　面接指導対象者の精神的な不調が心配されるような場合には、うつ病の簡便な構造化面接法（Brief Structured Interview for Depression；BSID）を活用してみましょう。

> 「この2週間以上、毎日のように、ほとんど1日中ずっと憂うつであったり沈んだ気持ちであったりしましたか？」（B1）
>
> 「この2週間以上、ほとんどのことに興味がなくなっていたり、大抵いつもなら楽しめていたことが楽しめなくなったりしていましたか？」（B2）

　B1またはB2のどちらかに対する答えが「はい」である場合は、次（B3）の質問に進みます。B1、B2のどちらに対しても答えが「いいえ」である場合は、構造化面接法を終了します（うつ病を疑いません）。

　面接指導対象者が、2週間以上「毎日のように憂うつであった」（B1が「はい」）もしくは「ほとんどのことに興味がなくなっていた」（B2が「はい」）あるいはその両方に対して「はい」と答えた場合は、次の3つ（B3-a～c）のことを尋ねます。

> 「毎晩のように、睡眠に問題（たとえば、寝つきが悪い、真夜中に目が覚める、朝早く目覚める、寝過ぎてしまうなど）がありましたか？」（B3-a）
>
> 「毎日のように、自分に価値がないと感じたり、または罪の意識を感じたりしましたか？」（B3-b）

> 「毎日のように、集中したり決断したりすることが難しいと感じましたか？」
> （B3-c）

　B1、B2、B3-a～cの合計5つの質問に対し、少なくともB1とB2のどちらかを含めて3つ以上の「はい」がある場合は、大うつ病エピソードの疑いがあります。

　それ以外の場合はうつ病を疑わず、構造化面接法を終了しましょう。

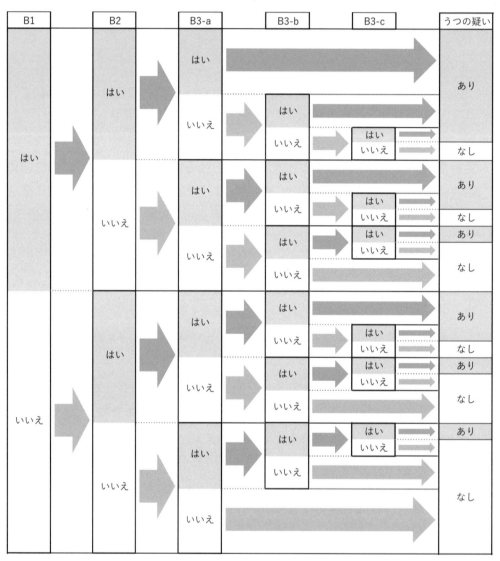

※ダウンロードURL ⇨ 105ページ

図10　BSIDを活用したうつ病の簡易評価

④面接指導を終了する場面

就業上の措置が必要な場合：

「○○さんのお話からすると、かなり疲れがたまっていらっしゃるようです。就業上の措置（具体的な内容を伝えましょう）が必要であると考えますが、よろしいでしょうか。」

「就業上の措置を検討するため、上司に○○さんの状況をお伝えしなければなりません。すべてを伝えるのではなく必要最低限にとどめますが、今日お話しいただいたなかで、上司へ伝えてほしくない内容はありますか。」

就業上の措置が不要な場合：

「○○さんのお話から、かなりお忙しい状況とわかりましたが、幸い、体の不調はあまり目立たないようで安心しました。ただ、今の状態が続くことで今後調子を崩す可能性はありますし、血圧などの健診結果に影響を与えることもあります。少しでも変化を感じたら、ご相談ください。」（相談窓口について伝えましょう）

また、「〈様式４〉面接指導の報告書」（図19）（50ページ）に記載する内容について、本人の同意を得るとよいでしょう。

「今日の面接結果は、報告書（様式４を提示しながら）を書いて職場に報告することになっています。このような内容（簡単に内容を伝えましょう）で記載しようと思いますが、よろしいですか。」

4 面接指導対象者が医師の場合の面接指導のポイント

　2024年４月から、診療に従事する医師に対する時間外・休日労働の上限規制が適用され、原則（A水準）として上限時間が年960時間・月100時間未満（例外あり）となりました。また、医師を派遣する病院や救急医療等を提供する病院など地域の医療提供体制の確保のために暫定的に認められる水準（連携B水準、B水準）が適用される場合、および、臨床・専門研修や高度技能の習得研修を行うなど集中的に技能を向上させるために必要な水準（C-1水準、C-2水準）が適用される場合は、上限時間が年1,860時間・月100時間未満（例外あり）となっています。

　このように、非常に長い時間の時間外・休日労働が可能となるため、こうした医師の健康を確実に確保する観点から、長時間労働を行う医師に対する面接指導の実施、連続勤務時間の制限、勤務間インターバルの確保といった追加的健康確保措置が、2024年4月から医療機関の管理者に義務づけられました。

　特に、時間外・休日労働時間が月100時間以上になると見込まれる医師に対しては、診療に従事する医師を雇用する医療機関の管理者は、当該医師の健康確保のために、医師による面接指導を実施しなければなりません。これは、A、連携B、B、C-1、C-2水準が適用されるすべての医師が対象です。

　ただ、その際は医師が別の医師に対して面接指導をすることになり、そこには同業者・専門家への面接指導という特殊性に起因するさまざまな課題が考えられます。そのため、面接指導実施医師には「面接指導実施医師養成講習会」を受講し、修了することが求められています。また、厚生労働省では「長時間労働医師への健康確保措置に関するマニュアル（改訂版）」「長時間労働医師への面接指導を行う先生へ　面接指導の進め方クイックガイド」を2022年に公開し、面接指導実施の概要や留意点、面接指導中のポイント、面接指導対象医師への具体的な助言や保健指導、意見書の作成、事後措置などについて、エビデンスなども交えて解説しています。

　面接指導の準備から実施までの基本的な流れや留意点は、一般的な長時間労働者への面接指導の場合と大きくは変わりません。ここでは、面接指導を受ける対象者もまた医師であることによる留意点などについて紹介します。詳しくは厚生労働省による前記マニュアルやクイックガイドを参照してください。

①面接指導対象医師と面接指導実施医師とのマッチングに注意する

　面接指導を受ける医師が心理的安全性（組織の中で自分の考えや気持ちを誰に対してでも安心して発言できる状態）を得られることが重要です。同じ医局・診療科の医師同士での面接指導を回避する、近隣の医療機関と連携するなどして外部の面接指導実施医師による面接指導を行うなど、面接指導の対象となる医師が安心して面接指導を受けられるように留意しましょう。

　また、助言や保健指導を受け入れてもらうための、面接指導対象医師への接遇も重要となります。前述の会話例などを参考にしてください。

②時間外・休日労働が100時間以上となる前に実施する

　長時間労働を行う医師への面接指導は、「月100時間以上の時間外・休日労働が見込まれる」場合に実施する義務が発生します。たとえば、前月または当月の途中ですで

に時間外・休日労働が80時間を超えているような場合、当月の時間外・休日労働が100時間以上になる前に睡眠および疲労の状況の確認、面接指導を実施することが必要です。

③副業・兼業を行う医師の労働時間は通算する

　副業・兼業を行っている医師のすべての労働時間を通算したときに時間外・休日労働が月100時間以上となることが見込まれる場合、副業・兼業先の医療機関にも面接指導を実施する義務が発生します。1つの医療機関での面接指導のみで済ますこともできますが（54ページ参照）、その場合、どの医療機関で面接指導を実施するかについて、それぞれの医療機関のあいだで事前に話し合っておくとよいでしょう。勤務先がすべてA水準適用の医療機関である場合は、常勤で勤務している医療機関で面接指導を実施することが多いですが、勤務先に連携B、B、C-1、C-2水準適用の医療機関が含まれる場合は、連携B、B、C-1、C-2水準の業務に従事する医療機関で面接指導を行うことを厚生労働省は推奨しています。ただし、実際にどの医療機関で面接指導を受けるかは、最終的には面接指導対象医師本人の選択に基づいて決定します。

④診療科や世代の違いなどによる差に留意する

　それぞれの診療科やチームによって、あるいは勤務形態などによっても、働き方には差があることに留意しましょう。そうした差はあったとしても、多くの医師は研究したい、良い医師を育てたい、多少の自己犠牲を払ってでも患者を救いたいといった考えを持っています。そうした考え方を尊重することが大事です。

　また、働き方に対する認識や優先すべき視点についても、受けてきた医学教育の内容や世代間によって、あるいは若手か、中堅か、管理者レベルかといったそれぞれの医師としての立場によって、異なる部分があります。そうした視点の違いを考慮する必要があります。

⑤医師の業務や働き方の特性に気を配る

　医師の業務や働き方は、活動水準が高く仕事への態度や認知が肯定的な「ワーク・エンゲイジメント」を得られやすい一方で、ある水準を超えた瞬間に仕事への熱意の低下や態度・認知の否定に転じる「バーンアウト」に陥るリスクも高いことに注意が必要です。面接指導対象医師自身が感じる「いつもと異なる点（置かれた状況、症状等）」に着目し、危険な兆候を見過ごさないようにしましょう。

　医師の就業環境はストレスフルであること、そのため医師は高リスク者であることの認識を促し、医師自身が健康を維持しつつ診療を行うことが医療の質と安全を保つ

ことにつながることを理解してもらうことが大切です。

⑥メンタルヘルス不調と循環器疾患リスクの評価を中心に行う

　長時間労働医師への医師による面接指導では、主にメンタルヘルス不調と循環器疾患リスク評価を行いましょう。面接指導対象医師の多くは、面接指導実施時も元気に見えることが予想されますが、「就業制限や医療機関紹介の必要性をうかがわせる状況」（表8）に示す自覚症状等がないかに留意します。また、健康状態には複合的な負荷が影響を与えるので、「長時間労働以外の負荷要因」（表9）も把握することが必要です。循環器疾患の発症リスクについては、高血圧治療ガイドラインや久山町スコア（65～69ページ）等を利用して個人のリスクを評価したうえで面接することが勧められています。

　保健指導においては、一般的な健康管理のみならず、睡眠時間や睡眠の質、ストレスコーピングについて保健指導を行うことが重要です。「長時間労働面接振り返りシート」（図11）を活用するとよいでしょう。

表8　就業制限や医療機関紹介の必要性をうかがわせる状況

□　めまい、ふらつき、嘔気、冷感、微熱等の自律神経症状や生活に支障をきたすような倦怠感・慢性疲労がある。
□　慢性的な疲労感が強く、労働意欲が喪失傾向である。
□　うつ症状や睡眠障害が強く、日常業務の遂行に支障をきたしている。
□　うつ病や不安障害等の精神疾患が疑われる。
□　希死念慮を疑わせる兆候がある。

出典：厚生労働省『長時間労働医師への健康確保措置に関するマニュアル（改訂版）』p93を参照して作表

表9　長時間労働以外の負荷要因

□　不規則な勤務（緊急手術、患者急変等）
□　拘束時間
□　出張業務（頻度が多い、時差がある、宿泊を伴う等）
□　深夜勤務
□　作業環境（暑熱、寒冷、騒音等）
□　精神的緊張を伴う業務
□　通勤時間・通勤方法
□　職業性ストレス要因（仕事のコントロール、仕事の要求度、仕事上の支援）
□　努力と報酬のバランス

出典：厚生労働省『長時間労働医師への健康確保措置に関するマニュアル（改訂版）』p93を参照して作表
※表8、9ともにダウンロードURL ⇨ 105ページ

長時間労働面接振り返りシート

年　月　日

安全で質の高い医療を提供するためには、医師自らも心身の不調を整えて、日頃より自己管理を行う必要があり、そのためには睡眠不足や疲労等への気づきが重要です。

長時間労働者が気をつけるべきことを以下にお示しします。面接指導実施医師がチェックを入れた項目は、ご自身の状態や生活習慣の見直しをお考え下さい。

① 一般的な健康管理に関して
- ☐ 現在、治療中の病気はありませんか？また、健康診断等で異常値が出ているにも拘わらず、未治療ではありませんか？
- ☐ 疲労感が強い時に休養をとれていますか？
- ☐ バランスの良い食事をとれていますか？
- ☐ 適度な運動をすることができていますか？
- ☐ 喫煙や過度な飲酒をしていませんか？

面接指導実施医師コメント：

② 睡眠の量と質
- ☐ 1日最低6時間の睡眠がとれていますか？
- ☐ 熟睡感が伴うような、良質な睡眠がとれていますか？
- ☐ 就寝前に、飲酒、カフェイン摂取、喫煙、激しい運動、ＶＤＴ作業等をしていませんか？
- ☐ 睡眠中のいびきや日中の眠気はありませんか？

面接指導実施医師コメント：

③ ストレスへの対応
- ☐ 心理的に完全に仕事から離れる時間はありますか？
- ☐ 心身を休め、リラックスする時間はありますか？（趣味、団らん等）
- ☐ 職場の悩み等を上司、友人、家族に話せていますか？

面接指導実施医師コメント：

④ 十分な休息の確保
- ☐ 適切な勤務間インターバルが取れていますか？
- ☐ 勤務間インターバルが確保できなかった場合の代償休息は付与されていますか？
- ☐ 自身の兼業先等の労働も含めて休息が取れるような勤務計画になっていますか？
- ☐ 勤務終了後は、引継ぎをして速やかに帰宅することを心がけていますか？
- ☐ 週に一度は完全に仕事から離れ、家族と過ごす時間や趣味を楽しむ日はありますか？

面接指導実施医師コメント：

出典：厚生労働省『長時間労働医師への健康確保措置に関するマニュアル（改訂版）』p96
※ダウンロードURL ⇨ 105ページ

図 11　長時間労働面接振り返りシート

⑦助けを求められた場合は早めの対応を心がける

　面接指導の場で専門職である医師が助けを求めるとしたら、それはかなり深刻な状況であると考えられます。面接指導を実施する医師は通常の患者に対するのと同じように基本的事項から丁寧に説明し、自身の健康情報をどのように取り扱いたいかなどを本人に確認したうえで管理者や産業医等と連携して、迅速に対応しましょう。

5　オンラインによる面接指導のポイント

　最近では、情報通信機器を用いた面接指導、いわゆるオンライン面接へのニーズが急速に高まっています。労働安全衛生法に規定された医師による面接指導をオンラインで行うことについては、厚生労働省労働基準局長通知「情報通信機器を用いた労働安全衛生法第66条の８第１項、第66条の８の２第１項、第66条の８の４第１項及び第66条の10第３項の規定に基づく医師による面接指導の実施について」（平成27年９月15日　基発0915第５号、一部改正令和２年11月19日　基発1119第２号）に基本的な考え方と留意事項および面接指導に用いる情報通信機器の要件が示されています。また、「情報通信機器を用いた産業医の職務の一部実施に関する留意事項等について」（令和３年３月31日　基発0331第４号）では産業医が職務の一部をオンラインで行う際の留意点をまとめています。

　面接指導では、対象者とのやりとりや、表情、しぐさ、話し方、声色などの様子から、面接指導対象者の疲労やストレスその他の心身の状況を把握し、それらの情報をもとに必要な指導や就業上の措置に関する判断を行うことが必要になります。それはオンラインによる面接指導でも同じです。ここでは、通知で示された要件等に加え、オンライン面接に特有の注意点や実施のポイントなどについて解説します。

　なお、オンラインによる面接指導を実施する場合は、情報通信機器を用いた面接指導の実施方法等について、衛生委員会等で調査審議を行ったうえで、事前に労働者に周知することが必要です。また、労働者の心身の状況等をより正確に確認するために必要と医師が考える場合は、オンラインではなく直接対面による面接指導を行う必要があることに注意しましょう。

①面接指導を実施する医師の要件

　オンラインによる面接指導を実施する医師は、表10のいずれかの要件を満たすことが望ましいとされています。

表10　オンラインによる面接指導を実施する医師に求められる要件

次のいずれかを満たすことが望ましい。
- □ 面接指導対象者が所属している事業場の産業医。
- □ 過去1年以上、面接指導対象者が所属する事業場で労働者の日常的な健康管理に関する業務を担当している医師。
- □ 過去1年以内に、面接指導対象者が所属する事業場を巡視したことがある医師。
- □ 過去1年以内に、面接指導対象者に指導等を実施したことがある医師。

※ダウンロードURL ⇨ 105ページ

②面接指導に使用する情報通信機器とアクセス環境

　オンライン会議システムには「Zoom」「Google Meets」など各種ありますが、それぞれ仕様が異なるため、どのシステムを使用するかを事業場とあらかじめ打ち合わせておく必要があります。また、面接指導の要件を満たすには、おたがいの表情、顔色、声、しぐさなどが確認できる必要がありますので、通信時の映像や音声などに問題がないかについても事前にテストしておくとよいでしょう。

　面接指導に使用する情報通信機器については、表11のすべてを満たすことが求められています。

　面接指導対象者および面接指導実施医師がどこからオンライン会議システムにアクセスするかによって、情報セキュリティの環境は異なります。事業所内、医療機関、自宅など、アクセス場所を明確にして、そこが情報セキュリティの要件を満たしているか、事前に確認しておきましょう。面接指導の内容が第三者に知られることがないような環境を整備するなど、面接指導対象者のプライバシーに配慮することが必要です。面接指導対象者にできるだけ情報セキュリティが守られる環境からアクセスするよう依頼するとともに、面接指導実施医師の環境が情報セキュリティの守られた環境

表11　面接指導に使用する情報通信機器に必要な要件

次のすべてを満たすこと。
- □ 面接指導を行う医師と対象者とが相互に表情、顔色、声、しぐさ等を確認できること。
- □ 映像と音声の送受信が常時安定し、かつ円滑であること。
- □ 情報セキュリティ（外部への情報漏洩の防止や外部からの不正アクセスの防止）が確保されること。
- □ 面接指導対象者が面接指導を受ける際の情報通信機器の操作が複雑、難解ではなく、容易に利用できること。

※ダウンロードURL ⇨ 105ページ

であることも伝えましょう。

　なお、事業場によっては通信環境の改善のためにオンライン会議時のビデオオフを慣習としているところもあります。面接指導はビデオオンで行うことを事前に伝え、背景に個人情報や業務上秘匿すべき情報などが映り込むことのないように注意喚起しておきましょう。

③緊急時の連絡先や対応体制の整備

　通信の状況等により接続が不安定な場合の連絡先と、面接結果のフィードバック方法について、事業場と事前に確認しておきましょう。

　また、面接指導において医師が希死念慮など緊急に対応すべき兆候を把握した場合に、面接指導対象者が面接指導を受けている事業場・場所の近隣の医師や、その事業場の産業保健スタッフ等による、緊急時対応がすぐにとれる体制をあらかじめ整えておくことが重要です。事業場と事前に打ち合わせ、確認しておきましょう（表12）。

表12　オンラインによる面接指導を行ううえで整えておくべき条件

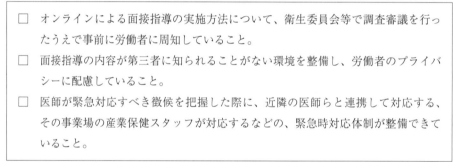

□　オンラインによる面接指導の実施方法について、衛生委員会等で調査審議を行ったうえで事前に労働者に周知していること。
□　面接指導の内容が第三者に知られることがない環境を整備し、労働者のプライバシーに配慮していること。
□　医師が緊急対応すべき徴候を把握した際に、近隣の医師らと連携して対応する、その事業場の産業保健スタッフが対応するなどの、緊急時対応体制が整備できていること。

※ダウンロードURL ⇨ 105ページ

④対面による面接ではないことによる留意点

　面接指導は、面接指導対象者の表情や顔色、声、しぐさなどをしっかり確認しながら進めることが重要です。もし面接指導対象者がマスクを着用している場合は、マスクを外した状態で面接指導を受けるようにお願いしましょう。オンラインによる面接指導の実施中は音声がきちんと聞こえているかを定期的に確認することも大切です。

　また、画面を通した面接は、直接対面による面接と比べて、受け取れる情報の質や量がどうしても少なくなりがちです。相手が同じ空間にいないことによる感情の行き違いなどを避けるため、表13に記したことに留意しながら面接を進めるとよいでしょう。

表13　オンラインによる面接指導実施中の留意点

☐ アイスブレイクを入れ、相手の緊張を和らげるようにする。
☐ 相手の顔（＝カメラ）をしっかり見ながら話す。
☐ 笑顔を織り交ぜるなどして、和やかな雰囲気になるよう配慮する。
☐ 表情、身振り、手振りを大きくする。
☐ 相手が聞き取りやすいように、意識的にゆっくり話す。
☐ 適度に相槌を挟むなど、面接指導対象者への支持的な態度をリアクションで示す。
☐ 面接指導対象者の生活習慣や働き方に問題があった場合も非難的な言動はせず、改善方法について話し合う。
☐ 希死念慮が疑われる訴えがあった場合（特にメンタルヘルス不調者に対応しているとき）は、特に慎重に対応する。

※ダウンロードURL ⇨ 105ページ

⑤リモートワークによる長時間労働者への対応

　近年、リモートワークを導入する職場も増えています。リモートワークにより時間や場所の有効活用が可能となり、仕事、育児、余暇活動などのワーク・ライフ・バランスがとりやすくなる、疾患のある労働者が治療と仕事を両立しやすくなるなどのメリットがある一方で、管理者や上司の目が出社勤務に比べて行き届かなくなることから仕事の「オン」と「オフ」との境目が曖昧になりやすく、休憩を後回しにしてしまう（しっかりとらない）、だらだらと残業してしまう、業務時間以外にも仕事のメールに対応してしまうなどして、結果として長時間労働になってしまうケースも発生しています。

　リモートワークによる長時間労働者に面接指導を行う場合は、リモートワークならではのポイントを認識したうえで、原因の分析や対策の立案などを行う必要があります。面接指導実施時には、面接指導対象者の「勤務の状況（労働時間、労働時間以外の要因）」（表14）と「心理的な負担（ストレス）と心身の状況」（表15）（38ページ）を確認するようにしましょう。

表14　リモートワークにおける勤務の状況の確認ポイント

☐ 労働時間は適切に記録できているか。従来と労働時間に変化はないか。
☐ 休憩時間は適切にとれているか。
☐ 上司、同僚とのコミュニケーションは適切にとれているか。
☐ 上司、同僚からのサポートは得られているか。
☐ 周囲の雑音、通信環境の不具合、同居者による干渉など、業務や仕事の進め方などに影響を与えるストレス要因はあるか。
☐ ワーク・ライフ・バランスの変化はないか。

※ダウンロードURL ⇨ 105ページ

表15　リモートワークにおける心理的な負担と心身の状況の確認ポイント

> ☐　言動、表情、受け答え、身だしなみなどに変化はないか。イライラ感はあるか。
> ☐　孤立感や疎外感を感じていないか。
> ☐　運動習慣や食習慣、睡眠時間などに変化はないか。喫煙量や飲酒量が増えていないか。
> ☐　体調の悪さを感じていないか。
> ☐　仕事と仕事以外の切り分け、気分転換ができているか。

※ダウンロードURL ⇨ 105ページ

　リモートワークにおける時間外・休日労働の労働時間管理や長時間労働対策については、厚生労働省が公開している「テレワークにおける適切な労務管理のためのガイドライン」なども参考にするとよいでしょう。

厚生労働省「テレワークにおける適切な労務管理のためのガイドライン」（2024年1月19日アクセス）
https://www.mhlw.go.jp/content/11911500/000683359.pdf

　なお、独立行政法人労働者健康安全機構では、オンラインによる医師の面接指導を実施するにあたっての留意事項についての講義形式の動画を作成し、同機構のウェブページおよびYouTube上で公開していることに加え、講義内容を簡潔にまとめたPDFの配布もしています。これらも参考にするとよいでしょう。

《参考》
独立行政法人労働者健康安全機構（2024年1月19日アクセス）
「オンラインによる医師の面接指導を実施するにあたっての留意事項」
https://www.johas.go.jp/sangyouhoken/johoteikyo/tabid/1942/Default.aspx
https://www.johas.go.jp/Portals/0/data0/sanpo/pdf/online_mensetsusidou_ryuizikou0430.pdf

6　面接指導の内容の記録

　面接指導の内容は、紙媒体または電子カルテに記録し、5年間保管しましょう。
　「〈様式3〉面接指導の記録用紙」（図12）は、産業保健職のみ閲覧可能な面接指導記録として利用することができます。重要なポイントを漏らさず、かつ、簡潔に記録がとれ、面接指導時の確認項目を書き込める様式となっています。

（様式3）　　　　　　　　**面接指導の記録用紙**　　　　　＜産業保健職のみ閲覧可＞

面談実施日：　　　年　　　月　　　日

氏名		年齢	歳	部署	
業務内容				役職	

勤務状況	勤務形態	□ 常昼勤務　□ 交替勤務　□ その他（　　　　　　　　　　　　）				
	時間外・休日労働時間	月度	時間	月度	時間	月度	時間
	勤怠状況					

業務過重性	長時間労働の発生理由	
	今後の見通し	
	仕事の負担	質的： 量的：
	仕事の裁量度	
	職場の支援度	
	その他	

心身及び生活の状況	既往歴現病歴	□ なし	□高血圧　□脂質異常症　□糖尿病　□慢性腎臓病　□脳心血管疾患 □精神疾患　□その他（　　　　　　　　　　　） 治療内容（　　　　　　　　　　　　）
	理学所見	血圧	／　　　mmHg　　体重　　　kg（ 変化：　　　）
	自覚症状	□ なし	□頭痛・頭重感　□めまい　□しびれ　□動悸　□息切れ　□胸痛 □消化器症状　□その他（　　　　　　　）
	抑うつ症状	□ 該当なし	□B1：憂鬱感・気分の沈み　□B2：興味・喜びの消失 □B3：睡眠障害　□B4：無価値観・罪悪感　□B5：集中・決断困難
	食欲	□ 減少　□ 不変　□ 増加	
	睡眠	平均睡眠時間　　時間　　分	睡眠障害　□無　□有：入眠困難・中途覚醒・早朝覚醒
	嗜好	喫煙　□ 無　□ 有：　　本/日	
		飲酒　週　　日（ 内容・量：　　　　　）寝酒（ □ 無　□ 有 ）	
	余暇の過ごし方		
	同居人等	□ 無　□ 有（　　　　　　　　　　　）	
	仕事以外のストレス要因		

課題・対策	

出典：厚生労働省『医師による長時間労働面接指導実施マニュアル』p.16

※ダウンロードURL ⇨ 105ページ

図12　面接指導の記録用紙

　「〈様式３〉　面接指導の記録用紙」の各項目に記載する内容の説明（表16）と、具体的な記載例（図13）を示します。

表16　面接指導記録用紙に書き込む内容

	項　目	説　明
①	部署・役職 業務内容	部署名と役職について記載します。 部署名から業務内容が想像しにくいことも多いため、具体的に問診します。
②	勤務形態	常昼勤務、交替勤務、その他から選択し、その他の場合はその内容を記載します。
③	時間外・休日労働時間	過去３カ月の時間外・休日労働時間を記載します。
④	勤怠状況	早退・遅刻・欠勤の有無を含め、毎日就業できているかを確認します。心身不調のサインとして勤怠不良が現れる場合があります。
⑤	長時間労働発生の理由	本人の考える時間外労働の発生理由について記載します。
⑥	今後の見通し	長時間労働がどの程度続く見込みであるか記載します。見通しが立たない場合は、今後３カ月の見込みについて確認すると良いでしょう。
⑦	仕事の負担	仕事の負担を質的負担・量的負担に分けて記載します。 例）質的…精神的緊張を伴う作業である 　　　　　過大なノルマが課せられている 　　　　　危険度が高い作業である 　　　　　高度な知識・技術や精密さが求められる作業である 例）量的…いつも時間内に作業が処理しきれない 　　　　　欠員があり一人当たりの分量が増えている
⑧	仕事の裁量度	自分のペース、順番、やり方で仕事を進めることができるかを記載します。
⑨	職場の支援度	上司や同僚等、周囲のサポート状況を記載します。
⑩	その他	人間関係、物理的・化学的要因、副業の有無等、その他仕事のストレス要因について記載します。仕事のやりがいについて尋ねるのも良いでしょう。
⑪	既往歴・現病歴	既往歴・現病歴を記載します。脳心血管疾患のリスク因子や精神疾患の有無が選択できるようになっていますが、他に就業上特記すべき疾患がある場合は『その他』に記載します。また、内服等の治療状況も確認します。
⑫	理学所見	面談実施時の血圧、体重とその変化について記載します。 血圧測定の習慣がない対象者も多く存在するため、可能な限り面接実施時に血圧を測定することが望まれます。
⑬	自覚症状	どんな症状でも構いませんが、脳心血管疾患を示唆する症状を中心に選択できるようになっています。
⑭	抑うつ症状	うつ病等の可能性を評価するため、この２週間の様子について問診します。BSIDのB1〜B3（a〜c）の５つの質問内容を簡略化して記載します。
⑮	食欲	減少・不変・増加から選択します。
⑯	睡眠	平均睡眠時間および睡眠障害（入眠困難・中途覚醒・早朝覚醒）の有無を記載します。
⑰	嗜好	喫煙および飲酒習慣の有無について確認します。 飲酒習慣では、飲酒内容や寝酒の有無についても問診します。
⑱	余暇の過ごし方	帰宅後の余暇時間や休日の過ごし方について記載します。特に気分転換となるような習慣の有無を確認します。
⑲	同居人等	同居家族の有無や家族構成、交友関係を記載します。 心身に健康障害のある者の場合、同居人の有無も大切な情報です。
⑳	仕事以外の状況	仕事以外の一般生活におけるストレス要因について記載します。 家事・育児の分担、介護の状況等によっては負荷が軽減または増大することがあります。
㉑	課題・対策	本人の総合的な評価、対応策や、産業保健職への申し送り事項、次回面談予定に関して等を記載します。

　　　　　　　　　　　　出典：厚生労働省『医師による長時間労働面接指導実施マニュアル』p.15を一部改変

（様式 3）　　　　　　　　**面接指導の記録用紙**　　　　　＜産業保健職のみ閲覧可＞

面談実施日：　2021　年　11　月　12　日

氏名	八幡 洋介		年齢	35 歳	① 部署	製造一課
① 業務内容	半導体製造設備の試験担当				① 役職	グループリーダー

勤務状況	勤務形態	☑ 常昼勤務　□ 交替勤務　□ その他（　　　　　　　　　　　　　）				
	時間外・休日労働時間	10 月度	86 **時間**	9 月度	75 **時間**	8 月度	42 **時間**
	勤怠状況	早退、遅刻なし。体調不良による有給休暇の取得なし。				

業務過重性	長時間労働の発生理由	出荷前の製品に想定できなかった不具合が発生し、それに関する業務が増大した。
		先月からグループリーダーに就任したばかりで、まだ業務に慣れていなかった。
	今後の見通し	今月で不具合対応が落ち着いてきた。3 カ月以内に業務量は大幅に軽減される予定。
	仕事の負担	質的：過去にないトラブルであったため、どこから手を付けて良いものか非常に苦慮した。納期が迫っていたこと、リーダーとして全体をまとめなければならないことへの焦りが大きかった。
		量的：通常業務であれば 1 日が慌ただしく過ぎることはないが、今回のトラブルは生産過程を一から見直さなければならず、通常の 1.5 倍ほどの業務量となっている。
	仕事の裁量度	ある程度仕事のやり方や進め方を自分で決定することができる。
	職場の支援度	困った場面では上司や部下のサポートを得ることができる。
	その他	人間関係や人員等、業務遂行に支障をきたすその他の要因はない。

心身及び生活の状況	既往歴現病歴	☑ なし	□高血圧　□脂質異常症　□糖尿病　□慢性腎臓病　□脳心血管疾患 □精神疾患　　□その他（　　　　　　　　　　　　　　） 治療内容（　　　　　　　　　　　　　　　　　　　　　　）
	理学所見	血圧	170 / 100 mmHg　体重　75 kg （ 変化：3 カ月で+2kg　　）
	自覚症状	☑ なし	□頭痛・頭重感　□めまい　□しびれ　□動悸　□息切れ　□胸痛 □消化器症　　□その他（　　　　　　　）
	抑うつ症状	☑ 該当なし	□B1:憂鬱感・気分の沈み　□B2:興味・喜びの消失 □B3:睡眠障害　　　　□B4:無価値観・罪悪感　　□B5:集中・決断困難
	食欲	□ 減少　☑ 不変　□ 増加	
	睡眠	平均睡眠時間　4 時間 30 分	睡眠障害　☑無 □有：入眠困難・中途覚醒・早朝覚醒
	嗜好	喫煙　☑ 無　　□ 有：　　本/日	
		飲酒　週 3 日（ 内容・量：ビール 350ml を 1 本　　） 寝酒（ ☑ 無 □ 有 ）	
	余暇の過ごし方	寝ているか子供と遊ぶことが多い。気分転換になるようなことは特にしていない。	
	同居人等	□ 無　☑ 有（ 妻、3 歳の娘　　　　　　　　　　　）	
	仕事以外のストレス要因	特になし	

① 課題・対策	表情や話ぶりから疲労感あり。睡眠6時間、受診を指示。
	仕事にやりがいを感じており、時間外労働の制限については消極的。
	来月、要面談。

出典：厚生労働省『医師による長時間労働面接指導実施マニュアル』p.17

図13　面接指導記録用紙への書き込み例

《面接指導対象者が医師の場合》

　　面接指導の対象者が医師の場合は、「勤務形態」の選択肢を「宿日直、オンコール、その他」に置き換えます。長時間労働医師を対象とした「面接指導の記録用紙」の具体的な記載例を図14～15に示します。

面接記録の例（事例３）　　＜面接指導実施医師の記録用にのみ使用＞

面談実施日：　　　年　　　月　　　日

氏名	面接指導対象医師氏名		年齢	○○歳	部署	○○科
業務内容					役職	○○

勤務状況	勤務形態	□ 宿日直　　□オンコール　　□ その他 （　　　　　　　　　　　　　　　　　　　　　　　　　）			
	時間外・休日労働時間	X 月度	102 時間	X-1 月度　　　　100 時間	X-2 月度　　　　112 時間
	勤怠状況	急患が多く、病棟・外来業務共に多忙。来月以降の予測は困難。			

業務過重性	長時間労働の発生理由	感染症流行に伴い、業務負荷が増大していた。
	今後の見通し	感染症対策チームが発足予定。 チームに医師が1名増員され、業務負荷は軽減される見込み。
	仕事の負担	質的：自分がやらなければならない仕事だと感じている。 量的：感染症流行に伴う業務増大。
	仕事の裁量度	ほとんどない。
	職場の支援度	感染症チームの設立に期待している。
	その他	

心身及び生活の状況	既往歴 現病歴	☑ なし	□高血圧　□脂質異常症　□糖尿病　　□慢性腎臓病　　□脳心血管疾患 □精神疾患　　□その他（　　　　　　　　　　　　　　　　　　　　） 治療内容（　　　　　　　　　　　　　　　　　　　　　　　　　　　）		
	自覚症状	☑ なし	□頭痛・頭重感　　□めまい　　□しびれ　　□動悸　　□息切れ　　□胸痛 □消化器症状　　□その他 （　　　　　　　　　　　　　　　　　　　　）		
	抑うつ症状	☑ 該当なし	□ 憂鬱感・気分の沈み　□ 興味・喜びの消失　□ 集中・決断困難 □ 睡眠障害　　　　□ 無価値観・罪悪感　□ その他（　　　　　　　）		
	食欲	□ 減少　　☑　不変　　□ 増加			
	睡眠	平均睡眠時間	6-7 時間　分	睡眠障害	☑無　□有：入眠困難・中途覚醒・早朝覚醒
	嗜好	喫煙	☑ 無　　□有：　　本/日		
		飲酒	週　　日（内容・量：機会飲酒　　　　　　）寝酒（☑無 □有）		
	余暇の過ごし方	家族と過ごす等、リラックスできている。			
	仕事以外のストレス要因	特になし。			

必要と思われる課題・対策	感染症診療に当たることのできる医師間のワークシェアリングによる業務負荷軽減の確実な実行をお願いする。 病状の増悪があれば産業医に相談することが望ましい。

出典：厚生労働省『長時間労働医師への健康確保措置に関するマニュアル（改訂版）』p109

図14　面接記録の例（職場環境を改善することによって通常勤務可能と判断できる事例）

面接記録の例（事例5）　　＜面接指導実施医師の記録用にのみ使用＞

面談実施日：　　　　年　　　月　　　日

氏名	面接指導対象医師氏名		年齢	○○歳	部署	○○科
業務内容					役職	

勤務状況	勤務形態	☑ 宿日直　□オンコール　□ その他 （　　　　　　　　　　　　　　　　　　　　　　　　　）				
	時間外・休日労働時間	X 月度	70 時間	X−1 月度	98 時間	X−2 月度	102 時間
	勤怠状況	長時間労働が常態化。				

業務過重性	長時間労働の発生理由	業務量が過剰。
	今後の見通し	特に変化なし
	仕事の負担	質的：自分がやらなければならない仕事だと感じているが、業務負荷があまりにも多く、追いつかない。 量的：業務量は明らかに過剰。
	仕事の裁量度	ほとんどない。
	職場の支援度	新しい上司が赴任して以降、昨年と比べてほとんど上司に仕事を手伝ってもらえなくなった。
	その他	中心静脈カテーテル挿入の際に、準備しておくべき物品を忘れて清潔操作に入ってしまった。また、普段は 30 分もかからずカテーテル挿入ができるのに、先日は眠気に襲われたせいか、集中できず、動脈に挿入してしまいパニックになった。結局1時間かかってしまい、患者さんから「体勢がつらい」と泣きながら訴えられた。手技中に看護師さんにサポートしてもらった。家でも疲れていてぐったりしているせいか、家族も心配している。

心身及び生活の状況	既往歴 現病歴	□ なし	□高血圧　□脂質異常症 □糖尿病　　□慢性腎臓病　　□脳心血管疾患 □精神疾患　☑その他（　　　　　　　　　　　　　　　　　　　　　） 治療内容（　不眠症の傾向あり、睡眠薬服用　　　　　　　　　　　　）
	自覚症状	□ なし	☑頭痛・頭重感　□めまい　　□しびれ　　□動悸　　□息切れ　　□胸痛 □消化器症状　　□その他 （　　　　　　　　　　　　　　　　　　　　　　　　　　　　　　）
	抑うつ症状	☑ 該当なし	□ 憂鬱感・気分の沈み □ 興味・喜びの消失 □ 集中・決断困難 □ 睡眠障害　　　　□ 無価値観・罪悪感 □ その他（　　　　　）
	食欲	□ 減少	☑ 不変　　□ 増加
	睡眠	平均睡眠時間	5−6 時間　分	睡眠障害	□無 ☑有：入眠困難・中途覚醒・早朝覚醒
	嗜好	喫煙	☑ 無　　□ 有：　　本/日
		飲酒	週　　日（ 内容・量：機会飲酒　　　　　） 寝酒（ ☑ 無 □ 有 ）
	余暇の過ごし方	音楽鑑賞、友人との会話	
	仕事以外のストレス要因	特になし。	

必要と思われる課題・対策	疲労蓄積により研修継続に支障があるため、業務内容量の調整が必要であること、専門治療が望ましいことを意見書に記載。 本人には、睡眠不足が慢性化していて、日中の眠気や不注意があるため、慢性睡眠負債を改善する必要があり、主治医と相談することを指導。

出典：厚生労働省『長時間労働医師への健康確保措置に関するマニュアル（改訂版）』p113

図15　面接記録の例

（心身の状況・勤務状況への就業上の措置に関して、管理者へ意見を述べる事例）

7　面接指導のポイントがわかる動画教材

　2004（平成16）年度および2005（平成17）年度厚生労働科学研究費（労働安全衛生総合研究）の補助を受けて作成された過重労働対策に関する情報提供サイト「過重労働対策ナビNAVi」では、面接指導に関する教育動画を公開しています。本書ではここまで、医師による長時間労働者への面接指導の具体的な進め方についてポイントや留意点を説明してきましたが、文章だけでは実際のイメージがつかみづらかったり、面接指導の場の雰囲気がわかりにくかったりするかもしれません。そのようなときにこの教育動画は、とても良い教材になっています。

　動画は「(1) 問題の全容を見つめる」（概要の把握）、「(2) 労働者へ寄り添う」（面接指導対象者の出迎え方）、「(3)労働者の最善の益を考える」（労働者の同意のとり方）、「(4) 職場に働きかける」（上司への働きかけ方）、「(5) 産業医の存在意義をいつも意識する」（産業医の役割とは）、「(6) 成長を続け、信頼される産業医になる」（会社との信頼関係の構築）の6つのパート（カッコ内は大まかなテーマ）に分かれていて、収録時間はそれぞれ6分から10分程度です。残業が続き長時間労働になっている従業員に対し産業医が面接をするという設定の再現ドラマ風になっており、実際の面接指導の雰囲気がつかめるだけでなく、途中に、面接指導を実施する産業医に対するアドバイスや、三択形式の問題、「産業医へのヒント」と題したまとめなども挿入され、これを見ることで面接指導の際に産業医として気をつけること、考えておくべきことなどがわかるつくりになっています。ぜひ参考にしてください。

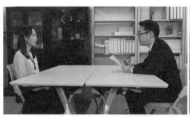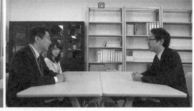

産業医へのヒント

- 職場へ働きかける中で、上司と産業医との関係性の構築が大切である。
- 上司の見解に共感を示しつつ、医学的観点から現状を改善することの必要性を丁寧に説明する。
- 職場の考える改善策に対して、産業医としてサポートしていく。

過重労働対策ナビNAVi「面接指導マニュアル・動画」
http://www.oshdb.jp/activity/manual

面接指導対象者に保健指導をする

1 面接指導における保健指導

　長時間労働者への面接指導は、医療機関が実施する健康診断とは異なり臨床検査を行う必要がないため、産業医が事業場で実施することが推奨されます。

　労働安全衛生法は、医療機関が事業者に送付した健康診断結果でなんらかの所見が認められた者について、産業医が事業者に対して就業上の措置に関する意見を述べること、そして、産業医や保健師が労働者に対して保健指導を行うよう努めることを規定しています。同法は、面接指導については、その結果に基づいて産業医が事業者に対して就業上の措置に関する意見を述べることを規定していますが、保健指導は面接指導に含めて行われるものと考えられているため、法令上の規定はありません。ストレスチェックの結果から高ストレスと判定された労働者に行う面接指導の場合も同様です（図16）。したがって、面接指導を行う際には、産業医が労働者に対する保健指導も含めて行うことが望まれます。

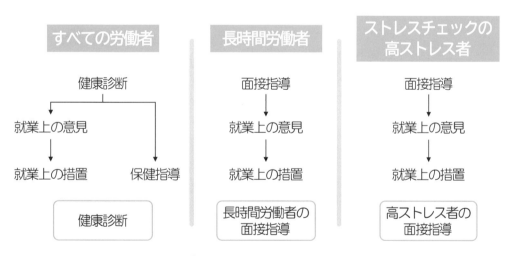

図16　法令が規定する健康診断と面接指導の事後措置

2　就業上の措置と保健指導との関係

　前項で述べたように、面接指導の結果に基づく措置（事後措置）には、就業上の措置と保健指導があると考えられます（図17）。

　産業医は、まず、就業上の措置について意見を述べることが基本です。なぜならば、労働者側に依存せず事業者側がその気になれば確実に実施できるものであるからです。ただし、作業環境や作業方法等の改善といった措置ではなく、人事的な措置を実施する際は、労働者にとっては賃金が減るなどの不利益を伴うこともあるため、本人とよく相談することが必要です。たとえば、本来は作業の量や方法を見直すことが優先されるべきですが、取り急ぎ、当該労働者の「時間外・休日労働の制限」を求めることが多いのが実情です。

　このような場合、労働者本人に対して、なぜ「時間外・休日労働の制限」が必要なのかを理解させて受容させる必要があります。特に、本人が長時間労働に従事したいという意思を示したとしても、医師からみて循環器疾患や精神障害を発症するリスクが大きいと判断した場合は、いわゆるドクターストップをかけることについて説明が必要です。その際、保健指導を行って、受診による加療や生活習慣の改善といった本人の行動変容が認められれば疾病リスクが低下して就業上の措置が解除できる可能性があることも、併せて説明することができます。

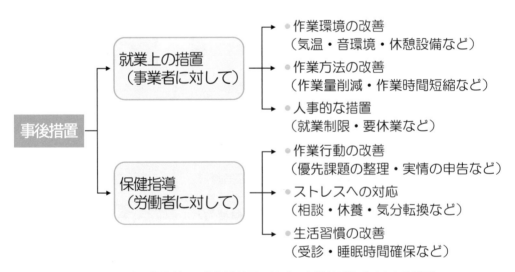

図17　長時間労働者の面接指導結果に基づき事業者が講ずべき事後措置

3 保健指導の内容

　産業医が行う保健指導は、面接指導対象者の職場や作業をよく理解したうえで行われることが期待されます。保健指導の内容は、面接指導対象者が自ら実践できるものであることが原則です。

　まず、長時間労働の原因対策につながる内容であることが優先されます。長時間労働が生じている根本原因を究明して、その解消や改善をめざして、自ら計画を立てて、進めていくよう指導します。たとえば、担当業務が多すぎる場合は、まず業務を書き出して列挙し、上司と相談しながら優先すべき業務を選び、現実的な達成目標を立て直すこと、特に、行うべき具体的な作業まで想定して実施計画を立てること、その他の業務は免除してもらい別の担当者を選任してもらうことにします。

　次に、労働者側の裁量で可能な範囲で、新たに長時間労働の原因になりそうな用事を引き受けないように指導します。たとえば、新たな用事を頼まれたときには、自分が取りかかっている多くの業務ができなくなること、新たな課題を担当しても納期までには達成できないことなどを、はっきりと告げること、どうしても担当する場合は納期を延ばしてもらうよう交渉すること、などを指導します。

　保健指導を実施する際には、業務上の課題を書き出してリストにしておくことを勧めます。労働者本人が多彩な課題を俯瞰することで、締切日順に整理したり優先順位を検討したりするうえで役立ちますし、多くの課題をいつも思い出せるように記憶しておかなければならないという心理的な負担が軽くなります。また、課題が達成されたらそれを消し込む作業をすることで、不安感が和らぎます。

　そもそもスケジュールを立てる際に、ダミーの予定を入れておくなど、少し余裕を持たせておくことを提案するのもよいでしょう。出席しなければならない会議が多い場合は、事前に意見を述べたり委任状を提出したりしていくつか欠席することを検討するよう促します。

　また、同僚・上司・家族に対して、急ぎの業務が多いことを伝えておき、支援を要請することを提案します。そして、面接指導を担当する医師をはじめ、友人や家族を含めて相談しやすい人を確保するよう促します。自らの悩みや感情を言葉で表現して相手に伝えることができれば、自分の思考過程が整理されて現状を客観視しやすくなります。

　仕事に没入しすぎる傾向がある労働者に対しては、仕事以外のことにも視野を広げた思考をするように促します。たとえば、現在の業務目標を達成することが自分の人生で持つ意義を考えて話してもらい、仮に業務目標を達成できなくても、その際に生

じる不利益はさほど大きくないことや将来やり直す機会があることを冷静に認識してもらいます。

　そして、平日も含めて睡眠時間を6時間以上は確保できるように指導します。一日24時間の使い方は通勤時間や家庭の用事などが関係するので、睡眠時間の確保には個別の事情が関係します。面接指導対象者の話をよく聞き取って、合理的で継続可能な対策を立てることが求められます。このことに関連して、必要があれば、就業上の措置に関する意見として、退社から出勤までの間隔（勤務間インターバル。面接指導対象者が医師の場合は原則として9時間以上）を確保すべきであることを述べます。

　また、有給休暇を活用するなどして疲労を回復できるような休日を確保するように促します。その際、休日には心理的・物理的な業務上の拘束から逃れられること（psychological detachment）をめざして、電子メールや電話などの連絡ルートを遮断するなど、業務の連絡が届かないようにすることが大切です。そして、休日などを利用して、趣味、娯楽、買い物、散歩、運動、友人との会話などによって気分転換を図るよう指導します。

6 事業者に就業上の措置に関する意見を述べる

1 面接指導対象者が一般の労働者の場合

　長時間労働者への医師による面接指導を実施したあと、事業者は、①医師からの意見聴取、②事後措置、③産業医に対する事後措置に関する情報提供、を実施します（図18）。

　「〈様式4〉面接指導の報告書」（図19）（50ページ）は、①〜③の内容が含まれるように構成されています。「〈様式4〉面接指導の報告書」の各項目に記載する内容の説明を表17（51ページ）に、具体的な記載例を図20（52ページ）に示します。

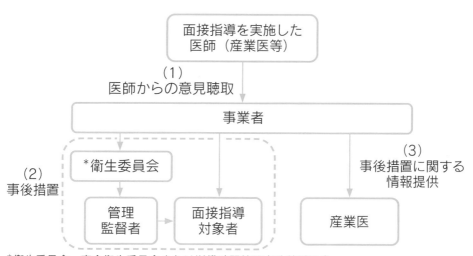

*衛生委員会、安全衛生委員会または労働時間等設定改善委員会

出典：厚生労働省『医師による長時間労働面接指導実施マニュアル』p.26

図18　面接指導の事後措置の流れ

（様式4）　　　　　　　　　　　面接指導の報告書

所属		名前		職員番号		年齢	
過去3カ月の 時間外・休日労働時間	月度：	時間	月度：	時間	月度：	時間	

＜管理者記入＞（面接指導前）　　　管理者氏名：＿＿＿＿＿＿＿＿＿　　記入日：＿＿＿＿＿

長時間労働の理由	
管理者から見た 心身の状況	（具体的な様子）
今後3カ月間の 業務見通し	

【医師】上記勤務状況の確認（チェックボックスに要チェック）→□

＜医師記入＞　　　　　　　　　担当医師氏名：＿＿＿＿＿＿＿＿＿　　実施日：＿＿＿＿＿

疲労の蓄積・心身の状況	

就業上の措置に関する意見・指導内容（該当項目に☑）	

就業上の措置	就業区分	□ 通常勤務　　□ 条件付き通常勤務（条件：　　　　　　　　　　　） □ 就業制限　　□ 要休業
	労働時間	□ 特に指示なし　　□ 時間外・休日労働制限（　　　　　時間/月まで） □ 時間外・休日労働禁止　　□ 出張制限　　□ 就業形態の変更 □ 就業時間の制限（　　時　　分～　　時　　分） □ その他（　　　　　　　　　　　　　　　　）
	労働時間以外	□ 特に指示なし　　□ 業務量・業務内容の調整　（　　　　　　） □ 通院への配慮　　□ 作業環境の改善（　　　　　　） □ その他（　　　　　　　　　　　　　　　）
	措置期間	日・　週・　月　又は　　　年　　月　　日～　　年　　月　　日
	本人側への指導	□ 特に指導なし　　□ 受診指示　　□ 治療継続　　□ 保健指導
措置・指導に関する 追記事項		

＜管理者記入＞（面接指導後）　　　管理者氏名：＿＿＿＿＿＿＿＿＿　　記入日：＿＿＿＿＿

実施した措置 （未実施の場合は その理由）		産業医確認
		人事確認

【帳票の流れ】人事→所属→医師（産業医）→所属→（人事）→産業医→人事（5年原紙保管）

出典：厚生労働省『医師による長時間労働面接指導実施マニュアル』p.30
※ダウンロードURL ⇨ 105ページ

図19　面接指導の報告書

表17　面接指導の報告書に書き込む内容

	項　目	説　明
①	過去３カ月間の時間外・休日労働時間	人事担当者から時間外・休日労働時間の情報を収集します。面接指導対象のきっかけとなった前月のみの情報では勤務状況の全体像を把握することが難しいため、過去３カ月間の情報を収集するとよいでしょう。
②	管理者からの情報収集	長時間労働の理由、管理者から見た心身の状況、今後３カ月間の業務見通しについて管理者から情報を収集します。労働者の体調評価と適切な事後措置を実行する上で重要な情報となるため、できるだけ詳細に記載してもらいましょう。心身の状況については、面接指導対象者が普段の様子と比べてどう変化しているか記載してもらうとよいでしょう。
③	勤務状況の確認（医師）	面接を実施する医師は、管理者の記載内容を確認したらチェックボックスに☑（チェック）を入れ、面接指導対象者の勤務状況について確認したことを残します。
④	疲労の蓄積・心身の状況	面接時に評価した体調を記載します。必要に応じて、現在の体調が続いた場合に予想される健康障害についても記載するとよいでしょう。
⑤	就業区分、就業上の措置、措置期間	該当する項目に☑（チェック）を入れます。必要に応じて職場や人事担当者と措置内容について打ち合わせを行うことが大切です。 ・就業区分 　該当する区分に☑（チェック）をします。条件付き通常勤務（条件例：通院等医師の管理下、現在の業務内容継続条件の下など）の場合は条件内容をカッコ内に記載します。 ・就業上の措置 　該当する措置内容に☑（チェック）をし、必要に応じてカッコ内に内容を記載します。 就業上の措置については合わせて措置期間を記載します。「特に指示なし」の場合は空欄で構いません。
⑥	本人側への指導	医療機関への受診や治療の継続、保健指導の必要性が認められる場合、該当する指導内容に☑（チェック）をします。
⑦	措置・指導に関する追記事項	⑤、⑥に関する詳細な内容や追加する内容を具体的に記載します。
⑧	実施した措置（未実施の場合はその理由）	実際に行った事後措置の内容を職場管理者が記載します。実施されなかった場合はその理由を記載します。産業医と人事担当者は記載内容を確認後押印し、人事担当者は報告書の原紙を５年間保管します。事後措置内容が不十分であったり、事後措置が実施されなかったりすることで、労働者の健康障害が発生・増悪すると考えられる場合、産業医は職場や人事担当者に対して、より適切な措置を講じるよう意見を述べることも必要です。

出典：厚生労働省『医師による長時間労働面接指導実施マニュアル』p.29

（様式 4）　　　　　　　　　　　　　**面接指導の報告書**

所属	製造Ⅰ課	名前	八幡　洋介	職員番号	123456	年齢	35

① | 過去3カ月の
時間外・休日労働時間 | 10 月度： | 86 時間 | 9 月度： | 75 時間 | 8 月度： | 42 時間 |

＜管理者記入＞（面接指導前）　　　管理者氏名：　　戸畑　一郎　　　記入日：2021/11/5

②

長時間労働の理由	出荷前の製品に不具合が想定以上に発生し、不具合対応に関する業務が増大したため。また、先月からグループリーダーに就任し、業務に慣れないことも理由であると考えられる。
管理者から見た 心身の状況	（具体的な様子） 10月までは、声かけしても本人は「大丈夫です」と答えるが、普段と比べ疲れた表情をしていた。業務については問題なくできていた。今月は幾分体調の改善は見られるようだ。
今後3カ月間の 業務見通し	今月で不具合対応も落ち着き、業務の目処が立ったため、今後3ヶ月の業務量は大幅に減少する見通しである。

③【医師】上記勤務状況の確認（チェックボックスに要チェック）→ ☑

＜医師記入＞　　　　　　　　　　担当医師氏名：　　折尾　花子　　　実施日：2021/11/12

④ | 疲労の蓄積・心身の状況 | やや疲労の蓄積も見られますが、抑うつ症状や身体症状は確認されません。しかし、血圧が高く、この状態が続くと循環器疾患が発症する可能性が高くなります。 |
|---|---|

就業上の措置に関する意見・指導内容（該当項目に☑）

⑤

	就業区分	☐ 通常勤務　　☐ 条件付き通常勤務（条件：　　　　　　　　　　　　　　　） ☑ 就業制限　　☐ 要休業
	労働時間	☐ 特に指示なし　　☑ 時間外・休日労働制限（　　　45　時間/月まで） ☐ 時間外・休日労働禁止　　☐ 出張制限　　☐ 就業形態の変更 ☐ 就業時間の制限（　　時　　分 〜　　時　　分） ☐ その他（　　　　　　　　　　　　　　　　　　　　　　　　　　　　）
	労働時間以外	☐ 特に指示なし　　☐ 業務量・業務内容の調整（　　　　　　　　　　　） ☑ 通院への配慮　　☐ 作業環境の改善（　　　　　　　　　　　　　　） ☐ その他（　　　　　　　　　　　　　　　　　　　　　　　　　　　　）
	措置期間	2021 年 11 月 12 日〜12 月 14 日（次回面接指導日まで）

⑥ | 本人側への指導 | ☐ 特に指導なし　　☑ 受診指示　　☐ 治療継続　　☐ 保健指導 |
|---|---|

⑦ | 措置・指導に関する
追記事項 | 早急に医療機関を受診させてください。治療により血圧が良好な状態で安定するまでは時間外労働時間を制限してください。1カ月後に再度面接指導を行い、措置の見直しを実施します。 |
|---|---|

＜管理者記入＞（面接指導後）　　　管理者氏名：　　戸畑　一郎　　　記入日：2021/11/16

⑧

実施した措置 （未実施の場合は その理由）	面接指導後、内科を受診させ、治療開始となりました。時間外労働時間は月45時間を超えないよう労務管理を行っています。	産業医確認 産業医 2021.11.17 折尾
		人事確認 人事 2021.11.18 東崎

【帳票の流れ】人事→所属→医師（産業医）→所属→（人事）→産業医→人事（5 年原紙保管）

出典：厚生労働省『医師による長時間労働面接指導実施マニュアル』p.31

図20　面接指導の報告書の記載例

①医師からの意見聴取

労働者に対し、事業者が就業に関する適切な事後措置を実施するために、医師は労働者の健康を保持するための必要な措置について事業者へ意見を述べます。その際、医師は職場や人事部門からの情報を参考にし、必要に応じて職場の上司や人事担当者などと協議したうえで、具体的な事後措置内容を事業者へ報告します（図21）。

医師による面接指導結果

＋

職場等からの情報収集および職場等との協議

- 医師（産業医）、上司、人事担当者が事後措置内容等について対応を協議
- 主治医と連携が必要と考えられる場合、医師（産業医）と主治医とのやりとりの後、事業場側担当者と対応を協議
- 必要に応じて当該労働者の意見も再聴取した上で事後措置を最終決定

↓

事業者へ事後措置内容の報告

出典：厚生労働省『医師による長時間労働面接指導実施マニュアル』p.26

図21　面接指導〜医師からの意見聴取〜事後措置の流れ

②事後措置の決定と実施

事業者は、医師の意見を勘案して適切な事後措置を決定し、実施します。その実施内容については、記録し、5年間保存します。

労働者への事後措置を講じたあとも、健康状態の改善が見られない場合には、再度、医師による面接指導を実施し、適切な措置を講じます。

事後措置を効果的に実施するために労働者の主治医と連携することが有効であると考えられる場合、産業医は主治医へも事後措置の内容を伝えることが望ましいでしょう。産業医が事業場に選任されていない場合は、他の医療職か衛生推進者が主治医へ事後措置の内容を伝えるとよいでしょう。

③事後措置に関する情報提供

産業医が選任されている場合は、事業者は、最終的に決定した事後措置を産業医に報告します。措置を実施しない場合は、その理由を報告します。これらは事業場の任意の様式に記載し、事業者の個人情報管理責任者が5年間保管します。

産業医が選任されていない場合は、事業者は、医師による事後措置に関する意見への対応を書類に記載します。その書類は、衛生管理者または衛生推進者が個人情報管

理責任者となり、5年間保管します。

2　面接指導対象者が医師の場合

　面接指導の対象者が医師の場合は、面接指導実施医師は「長時間労働医師面接指導結果及び意見書」（以下、意見書）を作成します。これには、就業上の措置を行う管理者（事業者）や人事・労務管理部門等の関係部署に回覧する事項を記載します。最も重要なことは、産業保健の枠組みにつなげるべきか否かについて判断し記載することです。図22〜24（55〜57ページ）に面接指導結果および意見書の具体的な記載例を示します。

　この意見書は、最終的には事業者（上司、人事等）へ提出されることをあらかじめ面接指導対象医師に伝え、意見書に記載する内容についても面接指導の最後に面接指導対象医師に確認しておくことが望ましいです。面接指導で聴取した診断名、症状、検査データ、治療内容などの医学的データの記載については本人の同意をとるなど、十分に配慮する必要があります。

　産業医が選任されている場合は連携し、職場環境や業務内容に関する情報も考慮したうえで意見書を作成しましょう。産業医との連携が難しい場合は、産業医と連携すべき旨を意見書に記載するとよいでしょう。

　提出された意見書は、医療機関において5年間保存します。また、本人から意見書の開示請求があった場合には、本人の生命、身体、財産その他の権利利益を害するおそれがある場合や事業者の業務の適正な実施に著しい支障を及ぼすおそれがある場合を除き、遅滞なく開示しなければなりません。

　なお、面接指導を受けた医師が副業・兼業を行っている場合は、面接指導実施医師が作成した意見書を自身の勤務するすべての医療機関の管理者に自身で提出することにより（本人の同意がある場合は、面接指導を実施した医療機関の管理者が、他の医療機関の管理者への提出を代行することも可能）、提出を受けた医療機関での面接指導も実施済みの扱いとなります（図25）（58ページ）。もし、面接指導対象医師が副業・兼業先の管理者に意見書を提出しなかった場合は、その医療機関の管理者は別途面接指導を実施する義務があります。

面接指導結果・面接指導実施医師意見			
対象者氏名	面接指導対象医師氏名	所属	○○科
		生年月日	●●●●年 ●●月 ●●日
勤務の状況 （労働時間、 労働時間以外の項目）	今月は通常より急患が多く、全体的に多忙であった。来月以降の見通しは不明。		
睡眠負債の状況	（低）⓪　　　1　　　2　　　3　　（高）（本人報告・睡眠評価表）		
	（特記事項）週に1-2日や宿日直時は睡眠時間が5時間程度になることがごくまれにある。それ以外は6時間以上の睡眠を確保できている。		
疲労の蓄積の状態	（低）0　　　①　　　2　　　3　　（高）（労働者の疲労蓄積度自己診断チェックリスト）		
	（特記事項）　　宿日直明けは午前中で帰宅できている。効率の低下やミスの増加等もない。		
その他の心身の状況	・症状・所見なし。職場の支援もある。		

本人への指導内容　及び　管理者への意見（複数選択可・該当項目の左に○をつける）	
○	就業上の措置は不要です
	以下の心身の状況への対処が必要です（○で囲む） 専門医受診勧奨　・　面談を含む産業医連携　・　その他（特記事項へ記載）
	以下の勤務の状況への対処が必要です（○で囲む） 上司相談　・　面談を含む産業医連携　・　その他（特記事項へ記載）
（特記事項） なし	

実施年月日	●●●●年 ●●月 ●●日	
面接指導実施医師	（所属）	（氏名）※署名等 面接指導実施医師氏名

面接指導実施医師は、この点線上まで記載した段階（管理者が「面接指導実施医師意見に基づく措置内容」を記載する前）で、本書面を被面接医に渡してください。

面接指導実施医師意見に基づく措置内容（管理者及び事業者が記載）
年　　　月　　　日

確認欄（署名等）※提出を受けた医療機関で記載してください。	
医療機関名	
（管理者）	（事業者）

出典：厚生労働省『長時間労働医師への健康確保措置に関するマニュアル（改訂版）』p106

図22　長時間労働医師面接指導結果および意見書の記載例
（基礎疾患や勤務状況にもほぼ問題がない場合）

所属	○○科		名前	面接指導対象医師氏名	職員番号	0000000	年齢	00
過去3ヶ月の 時間外・休日労働時間	X 月: 102 時間			X-1 月: 100 時間		X-2 月: 112 時間		

<管理者記入>（面接指導前）　　　管理者氏名：職場管理者氏名　　　　　　　記入日：

長時間労働の理由	感染症流行に伴う業務量の増加。
管理者から見た 心身の状況	（具体的な様子） 体調や勤怠に問題なし。
今後３ヶ月間の 業務見通し	感染症対策チームを設立予定。ワークシェアリングを行い、当該医師に業務が集中しない ように配慮する予定。また、チームに医師を１名増員する予定。

<面接指導実施医師記入>　　　　担当医師氏名：面接指導実施医師氏名　　　実施日：

勤務の状況	感染症流行に伴う業務の増加が続いているが、来月より業務負荷が軽減される予定。
睡眠の状況	（問題なし）0　①　2　3（問題あり） 6 時間の睡眠時間はぎりぎり確保できている。
疲労蓄積の状況	（問題なし）0　1　②　3（問題あり） 疲労感の蓄積を認めるが、業務負荷軽減の見込みがある。
心身の状況	（問題なし）⓪　1　2　3（問題あり） 仕事には前向きに取り組めている。

就業上の措置に関する意見・指導内容（該当内容に☑）		
	就業区分	☑　通常勤務　　□　条件付き通常勤務（条件：　　　　　　　　　　　　　　） □　就業制限　　□　要休業
就業上の措置	労働時間	☑　特に指示なし　□　時間外・休日労働制限（　　　　　　時間/月まで） □　時間外・休日労働禁止　　□　出張制限　　□　就業形態の変更 □　就業時間の制限（　　時　　分 ～ 　　時　　分） □　その他（　　　　　　　　　　　　　　　　　　　　　　　）
	労働時間以外	☑　特に指示なし　　□　業務量・業務内容の調整（　　　　　　　　　　） □　通院への配慮　　□　作業環境の改善（　　　　　　　　　　　） □　その他（　　　　　　　　　　　　　　　　　　　　　　　）
本人側への指導		☑　特に指示なし　　□　受診指示　　□　治療継続　　□　保健指導
その他 （措置・指導に関す る追記事項等）		増員とワークシェアリングによる業務負荷軽減の確実な実行をお願いする。 自覚症状が発生した場合は、速やかに産業医に相談することが望ましい。

<職場管理者記入>（面接指導後）　　　管理者氏名：　　　　　　　記入日：

実施した措置 （未実施の場合は その理由）		産業医確認
		人事確認

【帳票の流れ】面接指導実施医師→産業医→人事→所属職場→人事→医師（産業医）→人事（5 年原
紙保管）

出典：厚生労働省『長時間労働医師への健康確保措置に関するマニュアル（改訂版）』p110

図 23　長時間労働医師面接指導結果および意見書（別様式）の記載例

（職場環境を改善することによって通常勤務可能と判断できる事例）

面接指導結果・面接指導実施医師意見			
対象者氏名	面接指導対象医師氏名	所属	○○科
		生年月日	●●●●年 ●●月 ●●日
勤務の状況 （労働時間、 労働時間以外の項目）	・労働時間　先月：98時間　今月：70時間 ・日曜日は完全休日、宿日直は先月2回、外勤は日勤のみ。 ・手技の際にパニックになった。上司同僚との関係は良好。家族は心配している。		
睡眠負債の状況	（低）0　　1　　②　　3　　（高）（本人報告・睡眠評価表） （特記事項）　　慢性睡眠負債あり、受診中		
疲労の蓄積の状態	（低）0　　1　　②　　3　　（高）（労働者の疲労蓄積度自己診断チェックリスト） （特記事項）		
その他の心身の状況	・健康診断異常なし、入院歴なし。　・頭痛、睡眠負債、神経のたかぶり、日中の注意散漫あり。 ・抑うつ、バーンアウト認めず。モチベーション、ワークエンゲージメントはあり。		

本人への指導内容　及び　管理者への意見（複数選択可・該当項目の左に○をつける）	
	就業上の措置は不要です
○	以下の心身の状況への対処が必要です（○で囲む） 専門医受診勧奨 ・ 面談を含む産業医連携 ・ その他（特記事項へ記載）
○	以下の勤務の状況への対処が必要です（○で囲む） 上司相談 ・ 面談を含む産業医連携 ・ その他（特記事項へ記載）

（特記事項）
・心身の状況への対処として、主治医相談を勧める。また、必要に応じて就業について産業医と連携することが望ましい。
・勤務の状況への対処として、疲労蓄積により研修継続に支障があり、業務内容の量調整が必要である。

面接実施年月日	●●●●年　●●月　●●日	
面接指導実施医師	（所属）	（氏名）※署名等 面接指導実施医師氏名

- - - - - 面接指導実施医師は、この点線上まで記載した段階（管理者が「面接指導実施医師意見に基づく措置内容」を記 - - - - -
　　　載する前）で、本書面を被面接医に渡してください。

面接指導実施医師意見に基づく措置内容（管理者及び事業者が記載）
※時間外・休日労働が月155時間を超えた被面接医には労働時間短縮のための措置が必要です。　　　年　　　月　　　日

確認欄（署名等）※提出を受けた医療機関で記載してください。	
医療機関名	
（管理者）	（事業者）

出典：厚生労働省『長時間労働医師への健康確保措置に関するマニュアル（改訂版）』p114

図24　長時間労働医師面接指導結果および意見書の記載例

（心身の状況・勤務状況への就業上の措置に関して、管理者へ意見を述べる事例）

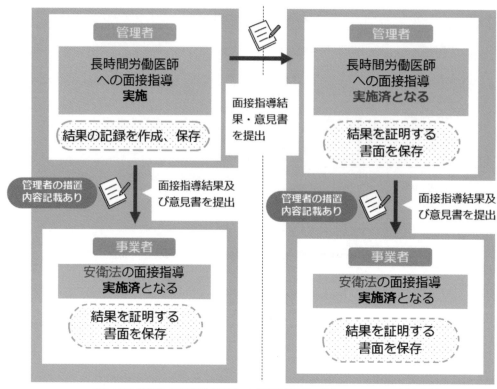

出典：厚生労働省『長時間労働医師への健康確保措置に関するマニュアル（改訂版）』p117の図7-4

図25　意見書の流れ

①面接指導実施医師からの意見聴取

　面接指導の対象となった医師が勤務する医療機関の管理者は、面接指導実施医師から面接指導および健康相談の結果の報告を受け、意見を聴取します。その際には、面接指導で得られた情報を産業医と共有し、病院全体の状況をみている産業医が必要に応じて職場からの情報収集および職場との協議を行うことが望ましいとされています。

②事後措置の決定と実施

　管理者は、面接指導実施医師の意見を勘案し、必要な労働時間の短縮、宿直の回数の減少、その他、適切な医師の健康確保のために必要な就業上の措置を講じなければなりません。措置内容には、生活習慣病、睡眠時無呼吸症候群や抑うつを含めた疾患に関する専門医への受診勧奨、面談を含む産業医連携や面接指導対象医師の上司との相談等も含まれます（表18）。

　就業上の措置が必要な場合、その措置の内容について面接指導対象医師から同意を得ることが望ましいと言えます。もし本人の同意を得られない場合は、就業規則上の

表18　就業上の措置の例

（参考）労働安全衛生法に基づく面接指導のマニュアルにおいて示されている「就業上の措置に係る意見書」の様式項目		医師の追加的健康確保措置として例示を検討する内容
就業区分	通常勤務／就業制限・配慮／要休業	就業制限　配慮 ・　当直・連続勤務の禁止 ・　当直・連続勤務の制限（〇回／月まで） ・　就業内容・場所の変更（外来業務のみ等） ・　時間外労働の制限（〇時間／週まで） ・　就業日数の制限（〇日／週まで） ・　就業時間を制限（〇時〇分〜〇時〇分） ・　変形労働時間制または裁量労働制の対象からの除外
就業上の措置（労働時間の短縮）	特に指示なし／時間外労働の制限（〇時間／月まで）／時間外労働の禁止／就業時間を制限（〇時〇分〜〇時〇分）／変形労働時間制または裁量労働制の対象からの除外／就業の禁止（休暇・休業の指示）／その他	
就業上の措置（労働時間以外の項目）	就業場所の変更／作業の転換／深夜業の回数の減少／昼間勤務への転換／その他	就業の禁止 ・　〇日間の休暇・休業
その他の項目	就業上の措置の措置期間や医療機関への受診配慮等に係る項目、その他連絡事項を記載することとなっている。	就業上の措置の措置期間や医療機関への受診配慮等に係る項目、その他連絡事項を記載することとする。

出典：厚生労働省『長時間労働医師への健康確保措置に関するマニュアル（改訂版）』p120の表8-1

必要性や、本人の生命および医療の安全が危険にさらされるおそれがあることなどを説明して、本人の理解を促しましょう。

　管理者は、実施した措置の内容が確認できるように、「面接指導実施医師の意見書に基づく措置内容」欄等に実施した措置内容を記載します。

　就業上の措置までは必要ない場合でも、面接指導対象医師に通院や生活習慣の改善その他の保健指導が必要と考えられるならば、管理者は産業医や保健師にその情報を提供し、保健指導や経過観察が行われるようにすることが望ましいです。

　なお、就業上の措置を講じたのちに健康状態などが改善した場合には、管理者は、産業医の意見を聴いたうえで、就業上の措置を解除するなどの措置を講ずる必要があります。逆に、継続的な面談や経過の観察が必要とされた場合には、必要に応じて産業医や面接指導実施医師に対して、実施した就業上の措置やその結果に関する情報を提供する必要があります。そして、次回の面接指導時に、就業上の措置等を含めた意見書など、前回の面接指導の情報が次回担当する面接指導実施医師に共有されるようにします。

3　衛生委員会の関与について

　衛生委員会で面接指導の対象者数および実施者数、事後措置に関する医師の意見等の報告を行うことで、事業場における長時間労働の状況を把握でき、対策に結びつけることができます。ただし、個人が特定されないように注意することが必要です。どのような情報を共有するか、事前に衛生委員会で決めておくとよいでしょう。

　面接指導対象者が多い職場や事業場（継続して面接指導対象者が多い部署など）が明らかとなり、組織的な対応や職場環境改善が必要と考えられる場合は、必要に応じて衛生委員会で改善策を審議することが大切です。衛生委員会で審議されたあとは、管理監督者へ通知し、職場環境改善や面接指導対象者への事後措置へとつなげることが必要です。

4　よく見られる長時間労働の原因と対策

　参考までに、職場でよく見られる、長時間労働が発生する原因を「低付加価値業務」「ロス時間」「業務過多」「業務繁閑」「個人時間不足」「残業常態化」の６つに分類し、それぞれの対策として有効と思われることを表19にまとめました。

表19　長時間労働の原因 6 分類とそれぞれの対策

原因	内容	対策
低付加価値業務	・会議 ・確認 ・単純入力 ・印刷 ・中間資料作成 ・準備 ・後始末	・業務の見直しや廃止 ・会議時間の設定 ・資料の事前配布 ・外注化
ロス時間	・待機 ・移動 ・通勤 ・社内配達 ・社内運搬 ・資料検索	・予定管理法の見直し ・承認手続きの簡素化 ・権限の移譲 ・遠隔会議 ・業務の並行実施 ・動線の短縮 ・整理整頓 ・出張時の直行直帰 ・在宅勤務
業務過多	・特定個人への集中 ・担当業務の細分化 ・要員不足 ・無理な納期設定	・業務の書き出しと分担再編 ・優先処理業務の明確化 ・付帯業務等の削減 ・会議出席の免除 ・社内資料の簡素化 ・納期の再調整 ・組織内の情報共有と相互協力 ・人材育成
業務繁閑	・季節変動 ・組織間繁閑差	・業務の集約と再編 ・組織間と相互協力 ・組織の簡素化と平坦化 ・変形労働時間制の採用
個人時間不足	・頻繁な招集機会 ・騒音 ・来訪者や電話等による中断	・会議の削減 ・騒音の防止 ・電話の留守番機能活用 ・予定表上の個人時間確保
残業常態化	・長時間労働の美化や他責化 ・残業手当請求 ・長時間の営業や電話応対	・慣習の撤廃 ・残業削減の目標化 ・営業時間の見直し ・対応時間の短縮 ・強制退社

出典：厚生労働省『医師による長時間労働面接指導実施マニュアル』p.28コラムを図表化

II

科学的根拠に基づく
健康障害のリスク評価

脳心血管病リスクの評価

　長時間にわたる過重な労働は疲労の蓄積をもたらす重要な要因と考えられ、さらには脳・心臓疾患との疫学的な関連が認められています。

　ここでは、脳・心臓疾患の予防や早期発見に役立つ、日本人を対象としたリスク評価ツールについて、いくつかを簡単に紹介します。ただし、ここで紹介するのはあくまでも概要であり、実際のリスクの判定にはさまざまな危険因子を複合的・総合的に評価し判断する必要があります。詳しくは各種マニュアルやガイドライン等をご確認ください。

　まずは、脳心血管病リスクの評価ツールです。

　脳心血管病の主要な危険因子は高血圧で、特に脳卒中の原因となることが多いことが知られています。また、脳心血管病の発症やそれによる死亡には、高血圧以外の危険因子と高血圧に基づく臓器障害の程度や脳心血管病の既往が関与します。そのため、脳心血管病の発症リスクを考えるときは、血圧レベルだけではなく、発症に影響を与える危険因子や臓器障害、脳心血管病の有無も評価する必要があります。日本では、血圧レベル、年齢、性別（男性）、喫煙、糖尿病、脂質異常症、慢性腎臓病、肥満などが脳心血管病の危険因子とされ、また、心房細動の存在も脳卒中の発症に大きく影響します。

　特定非営利活動法人日本高血圧学会が公表している「高血圧治療ガイドライン2019」では、日本におけるエビデンスをもとに危険因子（予後影響因子）から絶対リスクを算出することでリスクの層別化をし、それと診察室血圧のレベルを組み合わせることで、脳心血管病リスクを「低リスク」「中等リスク」「高リスク」の3段階に評価しています。

　リスク層は表20（66ページ）の、リスク第一層～第三層に分類されています。層別化のための予後影響因子は「脳心血管病、高齢（65歳以上）、男性、喫煙、脂質異常症、糖尿病、脳出血、脳梗塞、心筋梗塞、非弁膜症性心房細動、蛋白尿」としています。

　この各リスク層と診察室血圧レベル（mmHg）による「高値血圧（収縮期血圧130-139かつ/または拡張期血圧80-89）」「Ⅰ度高血圧（収縮期血圧140-159かつ/または拡張期血圧90-99）」「Ⅱ度高血圧（収縮期血圧160-179かつ/または拡張期血圧100-109）」「Ⅲ度高血圧（収縮期血圧180以上かつ/または拡張期血圧110以上）」を組み合わ

表20　リスク層の分類

リスク第一層	予後影響因子がなく、リスクは高（値）血圧だけの層。65歳未満の女性であり、脳心血管病の発症、喫煙、脂質異常症、糖尿病、非弁膜症性心房細動、蛋白尿を有する慢性腎臓病のいずれもない場合がこれに相当。
リスク第二層	高（値）血圧に加えて、高齢（65歳以上）、男性、脂質異常症、喫煙のいずれか（2つまで）がある層。他の予後影響因子（脳心血管病の発症、糖尿病、非弁膜症性心房細動、蛋白尿を有する慢性腎臓病）はないことが条件。
リスク第三層	高（値）血圧に加えて、次の①または②がある層。①脳心血管病の既往、非弁膜症性心房細動、糖尿病、蛋白尿を有する慢性腎臓病のいずれかがある。②高齢（65歳以上）、男性、脂質異常症、喫煙のうち3つ以上に該当する。

出典：特定非営利活動法人日本高血圧学会「高血圧治療ガイドライン2019」を参照して作成

表21　脳心血管病リスクの評価

高リスク	・リスク第一層でⅢ度高血圧 ・リスク第二層でⅡ度高血圧以上 ・リスク第三層で高値血圧以上
中等リスク	・リスク第一層でⅡ度高血圧 ・リスク第二層で高値血圧またはⅠ度高血圧
低リスク	・リスク第一層で高値血圧またはⅠ度高血圧

出典：特定非営利活動法人日本高血圧学会「高血圧治療ガイドライン2019」を参照して作成

せ、表21のようにリスク評価をします。

　もちろん、このようなリスク評価は仮定を含んだものであるため、リスクを判定する際は他の予後影響因子などの有無も含めて判断することが重要です。

　また、絶対リスクは年齢に影響される部分が大きく、若・中年では危険因子があっても絶対リスクは必ずしも高くならないことにも注意が必要です。したがって、低・中等リスクと評価された場合は3〜5年後にあらためてリスク評価をするのが望ましいと言えます。

《参考》

特定非営利活動法人日本高血圧学会「高血圧治療ガイドライン2019」（2024年1月19日アクセス）
http://www.jpnsh.jp/data/jsh2019/JSH2019_noprint.pdf

2 久山町スコアによる動脈硬化性疾患発症予測モデル

　急性心筋梗塞や狭心症などの冠動脈疾患、脳卒中などの動脈硬化性疾患は、日本における死亡原因の主要なものになっています。一方で動脈硬化性疾患は、生活習慣の改善や早期の治療により一定の予防が可能な疾病でもあります。リスクを包括的に管理することで、動脈硬化性疾患を予防することにつながります。

　動脈硬化性疾患の絶対リスクを評価する手法のひとつに久山町スコアがあります。これは日本人の動脈硬化性疾患の10年リスクを予測するもので、性別、収縮期血圧、糖尿病既往、血清HDL-C、血清LDL-C、蛋白尿、喫煙、運動習慣の有無の8つの項目それぞれにポイントが設定されており（表22）（68ページ）、そのポイントの合計と年齢階級から、10年間の動脈硬化性疾患の発症確率が算出されます（表23）（69ページ）。

　なお、久山町スコアは40歳未満には使えないことに注意しましょう（研究の対象者が40歳以上のため）。

　また、一般社団法人日本動脈硬化学会の「動脈硬化性疾患予防ガイドライン2022年版」では、オリジナルの久山町スコアを少しアレンジしたものを使用しています。具体的には、リスク項目から「糖尿病既往」「蛋白尿」「運動習慣の有無」を削除し、代わりに「糖代謝異常（糖尿病は含まない）」の項目を加え、これがある場合に1ポイントを加算するかたちになっています。詳しくは「動脈硬化性疾患予防ガイドライン2022年版」をご確認ください。

《参考》

一般社団法人日本動脈硬化学会「動脈硬化性疾患予防ガイドライン2022年版」

（2024年1月19日アクセス）

https://www.j-athero.org/jp/wp-content/uploads/publications/pdf/GL2022_s/jas_gl2022_3_230210.pdf

表 22　リスク項目とポイント

項目	内容	ポイント	項目	内容	ポイント
性別	女性	0	血清 LDL-C	<120mg/dL	0
	男性	＋7		120～139mg/dL	＋1
収縮期血圧	<120mmHg	0		140～159mg/dL	＋2
	120～129mmHg	＋1		160mg/dL～	＋3
	130～139mmHg	＋2	蛋白尿	なし	0
	140～159mmHg	＋3		あり	＋4
	160mmHg～	＋4	喫煙	なし	0
糖尿病既往	なし	0		あり	＋2
	あり	＋3	運動習慣の有無	なし	＋2
血清 HDL-C	60mg/dL～	0		あり	0
	40～59mg/dL	＋1	ポイント合計：		
	<40mg/dL	＋2			

表 23　年齢階級別の発症確率

ポイント合計	40〜49歳	50〜59歳	60〜69歳	70〜79歳	80〜84歳
0	<1.0%	<1.0%	1.4%	3.1%	5.6%
1	<1.0%	<1.0%	1.7%	3.6%	6.5%
2	<1.0%	<1.0%	1.9%	4.1%	7.6%
3	<1.0%	<1.0%	2.2%	4.8%	8.8%
4	<1.0%	1.0%	2.6%	5.6%	10.2%
5	<1.0%	1.2%	3.1%	6.5%	11.7%
6	<1.0%	1.4%	3.6%	7.6%	13.6%
7	<1.0%	1.7%	4.1%	8.8%	15.7%
8	<1.0%	1.9%	4.8%	10.2%	18.0%
9	1.0%	2.2%	5.6%	11.7%	20.7%
10	1.2%	2.6%	6.5%	13.6%	23.8%
11	1.4%	3.1%	7.6%	15.7%	27.2%
12	1.7%	3.6%	8.8%	18.0%	30.9%
13	1.9%	4.1%	10.2%	20.7%	35.1%
14	2.2%	4.8%	11.7%	23.8%	39.6%
15	2.6%	5.6%	13.6%	27.2%	44.5%
16	3.1%	6.5%	15.7%	30.9%	49.7%
17	3.6%	7.6%	18.0%	35.1%	>50.0%
18	4.1%	8.8%	20.7%	39.6%	>50.0%
19	4.8%	10.2%	23.8%	44.5%	>50.0%
20	5.6%	11.7%	27.2%	49.7%	>50.0%
21	6.5%	13.6%	30.9%	>50.0%	>50.0%
22	7.6%	15.7%	35.1%	>50.0%	>50.0%
23	8.8%	18.0%	39.6%	>50.0%	>50.0%
24	10.2%	20.7%	44.5%	>50.0%	>50.0%
25	11.7%	23.8%	49.7%	>50.0%	>50.0%
26	13.6%	27.2%	>50.0%	>50.0%	>50.0%
27	15.7%	30.9%	>50.0%	>50.0%	>50.0%

低リスク
中リスク
高リスク

　脳卒中のリスクを測定するツールとしては、国立研究開発法人国立がん研究センター がん対策研究所 予防関連プロジェクトが作成した、10年間の脳卒中の発症確率を予測するモデルがあります。多目的コホート研究とアンケート結果などから、脳卒中発症確率を予測するために必要な因子は、年齢、性別、喫煙、肥満度、糖尿病の有無、血圧、降圧薬内服の有無の7つで必要十分であることを統計学的に明らかにし、それらを使って予測モデル（予測式）がつくられました。

　それぞれのリスク因子に対し、その有無や程度に応じて点数を設定し、その点数の合計から将来の発症確率を判定します。

　大まかには、年齢（0〜19点）・血圧（0〜15点）・肥満度（0〜3点）が高くなるほど点数も高くなり、男性（6点）のほうが女性（0点）よりも点数が高く、喫煙女性（8点）のほうが喫煙男性（4点）よりも点数が高く、糖尿病があれば点数（7点）が高くなります。この点数の合計が10点以下であれば発症確率は1％未満ですが、合計点が高くなるにつれて発症確率も上がり、28〜29点で発症確率5％、35〜36点で発症確率10％、43点以上で発症確率20％以上となります。

　要因ごとの具体的な点数や、合計点数に対応する発症確率の細かい数字などは、国立がん研究センター がん対策研究所 予防関連プロジェクトのウェブページ「10年間で脳卒中を発症する確率について―リスク因子による個人の脳卒中発症の予測システム―」でご確認ください。

《参考》
国立がん研究センター がん対策研究所 予防関連プロジェクト
「10年間で脳卒中を発症する確率について」（2024年1月17日アクセス）
https://epi.ncc.go.jp/jphc/outcome/3284.html

事例から学ぶ長時間労働対策

　厚生労働省労災疾病臨床研究事業費補助金『長時間労働者への医師による面接指導を効果的に実施するためのマニュアル作成』研究班によるインタビュー調査で得られた、長時間労働の是正や労働環境の改善に関する良好事例34例を紹介します。

　是正・改善のための方法として、主に面接指導対象者の業務の内容や配分を調整した事例、面接指導対象者に就業上の措置を実施した事例、面接指導対象者のいる職場全体の体制や環境を調整した事例、面接指導対象者への支援や受診勧奨を実施した事例の4つに分類してみました。

1．面接指導対象者の業務の内容・配分の調整・変更などにより是正・改善した事例

事例 1
抑うつ症状が悪化した労働者に対し、上司と人事を交えた面談を行い業務負荷を軽減

　50歳男性、開発業務担当の係長。「5か月以上、時間外労働時間月60時間が継続されている」ことを理由に、産業医判断にて医師による面接指導の対象者となりました。これまでに面接指導履歴はなく、面接指導直前に実施した法令に基づくストレスチェックでは高ストレス者に該当していました。

　面接指導では、気分の落ち込み（抑うつ感）、疲労感、集中力の低下、中途覚醒が確認されました。業務については、開発業務がメインで業務量が非常に多く、忙しい状況でした。また、業務分担が組織として回っておらず、この労働者がさまざまな種類の業務を担当していることから、負担が大きい状況にありました。翌月には異動の予定がありましたが、異動先でも同じような業務負担であるため、不安感も見られました。上司には自分の体調不良について言いづらく、話せていませんでした。

　これらの状況から、業務負荷が誘因と考えられる抑うつ状態が疑われました。そのため、業務負荷軽減措置が必要であり、経過によっては注意深くフォローする必要があると考えられました。産業医が会社に対し、時間外労働時間の制限（月20時間未満）、19時までには退社させること、担当業務の見直しが必要との意見を提出しました。

　面接指導を実施した月はその事業場における仕事のピークで、特に負担が大きい時期でしたが、業務変更および現行業務引き継ぎによる負担軽減、時間外労働の制限（月45時間未満、3か月平均で月20時間以内）が実施され、その労働者に

おいても今後の業務引き継ぎによる負担軽減が期待されました。しかし、その後の定期的な面接指導（2〜4週間ごと）で産業医によるフォローを実施したところ、翌月時点でも月50時間の残業があり、以前の業務内容の引き継ぎや他社との窓口業務など業務量が多く「何から手をつければよいのかわからない」との訴えがありました。このときのSDS得点（Self-rating Depression Scale。うつ病の自己評価尺度）は51点であり、現時点でも残業量が多いため、主要因となっている業務負荷量の軽減（内容の見直しなど）について、産業医、職場の上司、人事担当者を含めて本人と話しあうことにしました（心療内科などの専門機関へ受診勧奨も行いましたが、これは本人が拒否しました）。

　4者による話しあいによって、いちばん負荷が高い他社との窓口・調整業務の主担当からその労働者を外すことになりました。その後、労働者の体調は回復し、最終的に産業医によるフォローも終了しました。

事例2　プロジェクト遂行に伴う過重労働から抑うつ症状を呈した労働者の業務配分を見直し

　47歳男性、ロボット部品製造工場の課長。従来、月の時間外・休日労働100時間が年2〜3回という状況が継続していましたが、あるとき、ルーチン作業に加えて3〜5年継続見込みの大きなプロジェクト2つを担当することになり、業務が集中したことで、月の時間外労働が3か月連続で月に120〜150時間となったため、医師による面接指導の対象となりました。

　労働者本人は基礎疾患もなく、仕事もきちんと実施する人で、周囲からの信頼も厚いものがありました。面接指導後、過重労働が継続していることにより今後体調を悪化させる可能性があったため、面接指導報告書を作成し、担当業務の調整等の改善を所属長へ促しました。しかし状況は変わらず、やがて抑うつ症状が出現し、不眠、自責感、罪業妄想等も出現したため、医療につなげるとともに、本人同意のもとで所属長に相談しました。

　本人が医療機関を受診したところ2週間の休養を要するとの診断書が出され、休養することになりました。また、業務調整として、担当していた2つのプロジェクトのうちの1つの担当から外れることになり、担当するプロジェクトにおいても協力体制が強化されました。休養および業務調整後、月の時間外労働は100時間未満となり、通院治療も1か月程度で終了しました。

事例 3 **トラブル対応に伴う長時間労働で
抑うつ症状を呈した労働者の業務内容を調整**

　38歳男性、システムエンジニア兼プロジェクトのマネージャー。顧客の要求やクレームが多くトラブルの多いプロジェクトを担当していて、労働時間が長時間となり、医師による面接指導の対象となりました。

　面接指導では、睡眠時間不足（3時間）と早期覚醒が確認され、抑うつ症状や事例性が顕在化していました。通院歴はありませんでした。さらに、上司からは「仕事ができない人」というレッテルが貼られている状況でした。定期健康診断では異常所見は見られず、休日は息抜きでテニスができる状態ではありましたが、酒量が増えていました。

　産業医は会社に対し、本人に休養を取らせることと本人を客先に出さないことを意見として提出しました。産業医の意見を受けて、2週間の休養および現在の担当プロジェクトから外れて後方支援を担当するとの措置がとられたところ、その後、睡眠改善、食欲低下の改善が見られ、医療的介入なく業務に適応できるようになりました。また、これらの事後措置後は、ふたたび面接指導対象者となることはありませんでした。

事例 4 **面接指導を契機に仕事以外のストレス要因を把握し、
業務負荷を見直し**

　39歳女性、食品流通管理担当。時間外労働時間が50時間となり、社内ルールに則り疲労蓄積度チェックを受検したところ高い疲労蓄積が認められたため、産業医による面接指導の対象となりました。

　面接指導時、抑うつ症状や全身倦怠感、不眠が確認されました。業務負荷の増大だけでなく、介護や育児の負担がかかっていることが同時に確認されたため、産業医が会社に対し、仕事と育児・介護の両立が可能な範囲に業務負荷を制限するよう促しました。

　会社側は育児・介護の状況を把握していなかったため、面接指導後に本人、上司、人事担当者による話しあいを行い、業務内容の見直しを実施しました。その後、労働者の体調は改善し、業務も効率よくこなすことができています。

事例5　**睡眠障害等の自覚症状を認め、業務体制の見直しを実施**

　50歳男性、事務職。ここ3か月間の時間外・休日労働が月に80時間前後で推移しており、医師による面接指導の対象となりました。基礎疾患はなく、これまで面接指導の履歴もありませんでした。

　産業医による面接指導では、業務量増加のための睡眠不足による疲れとともに、頭痛や倦怠感などの症状があることが確認されました。産業医からは健康上の配慮が必要との意見が会社に提出され、職場にて人員増加（2名）と業務の縮小化が実施されました。その後、業務量は落ち着き、労働者の体調は回復しました。

事例6　**頻回の出張による疲労の蓄積を認め、出張を制限**

　32歳女性、営業職。人事部門からの情報では時間外労働は月平均60時間でしたが、ここ半年は出張が多く、列車や航空機による長距離移動が頻発していたため疲労の蓄積が疑われ、医師による面接指導の対象となりました。

　面接指導時、抑うつ症状は見られず、血圧も正常範囲でしたが、疲労蓄積や倦怠感、月経不順が確認されました。移動手段や移動時間、頻度などを踏まえ、過重性が高く、疲労蓄積の悪化が懸念されたため、出張回数の制限と業務内容の調整を実施するよう産業医が職場へ要請しました。

事例7　**現場管理者に業務が集中している状況に対し、業務配分の見直しを実施**

　52歳男性、製造現場責任者。業務が集中し、長時間労働となったため、医師による面接指導の対象となりました。

　現場責任者は、現場での監督・指示出しに加え、書類仕事もあり、定時終了後に書類仕事をしていたことが面接指導で把握されました。面接指導後、職制と話し、契約社員を追加で採用することになりました。書類仕事で他の社員にまわせるものはまわすなどの業務整理を行った結果、定常的な時間外勤務は減少しました。

事例8 トラブル対応の多い職場で面接指導をきっかけに職場全体の業務体制を見直し

　40歳男性、設備メンテナンス業務。時間外労働時間が月45時間を超えたため疲労蓄積度チェックリストによる判定を実施したところ、疲労蓄積が疑われたことにより、産業医による面接指導の対象となりました。

　業務では、不具合が発生した際は、その原因究明のため現地へ出張する必要があり、さらに短納期での改善を迫られていました。また、原因がすぐに解明しないことも多々あるため、強いプレッシャーも抱えていました。面接指導では、疲労の蓄積と睡眠障害の発生が確認されました。

　面接指導後、労働者の体調について上司にフィードバックし、業務負荷軽減の措置がとられました。その後、当該労働者の体調は改善しましたが、ほかにも不調を訴える労働者が増加傾向にあったため、これを機に職場全体で業務調整や労務管理の見直しを実施しました。その結果、不調を訴える労働者は減少し、職場の雰囲気も明るくなりました。

2．面接指導対象者に対する就業上の措置により是正・改善した事例

事例9 繁忙期に疲労の蓄積が見られ、就業上の措置および業務負荷軽減を実施

　37歳男性、営業職。繁忙期となり、月80時間を超える時間外・休日労働が2か月連続している状況だったため、医師による面接指導の対象となりました。

　1回目の面接指導では、やや疲労が蓄積している様子ではありましたが、急激な体調悪化は見られず、業務遂行能力にも問題は見られなかったため、経過観察としていました。しかし、翌月の面接指導においては明らかな疲労蓄積が確認され、疲弊している状態だったため、時間外・休日労働時間の削減と業務負荷を軽減するための調整が必要である旨の意見を産業医が会社へ提出しました。その後、就業措置が実施され、その労働者は休職にまで至ることなく回復しました。

事例 10　複数の自覚症状を認め、就業上の措置および業務負荷軽減を実施

　40歳男性、システム開発職場の管理監督者。前月の時間外・休日労働時間が91時間であったため、医師による面接指導の対象となりました。

　この労働者はこれまで面接指導の対象となったことはなく、また、それ以前の2か月間の時間外・休日労働時間も1月あたり50時間程度でした。しかし、面接指導において、めまい、吐き気、頭痛、全身倦怠感が生じていることが確認され、業務負荷増大による身体症状の悪化が考えられました。そのため、産業医から会社に対し業務量低減について意見を述べ、会社の措置として、時間外・休日労働時間を月60時間未満、業務割り当ての変更、在宅勤務の導入（月2回）、部署の増員が検討されました。

事例 11　異動に伴う業務負荷増大により複数の自覚症状を認め、就業上の措置を実施

　55歳男性、製品開発の管理監督者。前月の時間外・休日労働時間が98時間、前々月が55時間であったため、医師による面接指導の対象となりました。基礎疾患に高血圧症がありましたが、3か月前に職場異動があったあとから業務量増加や長時間労働が続き、それに伴い、一瞬の胸部不快感や不眠も見られるようになり、かかりつけ医からは睡眠導入剤が処方されていました。

　面接指導時には「このままでは体がもたない」との訴えがあり、身体症状も出現していたため、時間外労働の削減（適正な業務量への配慮が必要）の意見を産業医が会社へ提出しました。会社の措置として、月80時間を超える長時間労働を禁止し、また、面接指導から8か月後にこの労働者は職場異動となりました。その後、体調が安定化し、産業医によるフォローも終了となりました。

事例 12　面接指導でうつ病が示唆され、就業上の措置および業務負荷軽減を実施

　29歳女性、社内システムの開発・運用などのシステムエンジニア業務を担当。時間外・休日労働時間が月74時間（面接指導直前の記録）、休日出勤が月に2日（慢性的な時間外勤務あり）の状態でした。

　労働者に対する上司の接し方がやや威圧的であることや、職務上業務分担が難

しい作業であること、業務負担の増加への対応を上司などに相談することへの躊躇、通勤時間が長いことによる負担の増加があり、睡眠時間の短縮を契機とするうつ病の可能性が面接指導で示唆されました。産業医が会社に対し、時間外・休日労働の制限と精神科受診の必要性を産業医意見として提出しました。

　事後措置として時間外・休日労働の禁止と担当業務の軽減が実施され、精神科受診にて内服治療が開始されました。その後、労働者は徐々に病状の軽減が認められ、睡眠時間の確保とともに身体愁訴もなくなりました。ただし、通勤時間が長いため、病状悪化を免れるための適切な睡眠時間を確保するための措置として、時間外勤務は1日1時間以上不可とする制限を継続することとなりました。

事例 13 面接指導で基礎疾患の悪化が確認され、就業上の措置および人事との面談を実施

　50歳男性、物流管理部門の部長。時間外・休日労働時間が月100時間を超えたため、医師による面接指導の対象となりました。この半年間の時間外・休日労働時間は月70時間〜110時間で推移していました。

　基礎疾患として巣状性糸球体硬化症を15年前に指摘されており（健康診断では、腎機能は正常、蛋白尿は−でした）、10か月前に出血性十二指腸潰瘍の入院歴がありました。出血性十二指腸潰瘍の原因として、巣状性糸球体硬化症の再燃（尿蛋白4+）に対する治療薬の副作用が主治医から指摘されていました。しかし、健康管理部門には疾患に関する人事からの連絡はなく、今回の産業医による面接指導で偶発的に上記エピソードが把握されました。

　産業医は、時間外労働の禁止（原則向こう2か月間）の意見書を作成し、人事部門を含めた3者会議、産業医意見書のやりとりを行いました。最終的な会社の措置として、月80時間を超える長時間労働が禁止となりました。

事例 14 多忙に伴う治療中断で基礎疾患が増悪した労働者に対し、就業上の措置を実施

　48歳男性、品質保証部門の課長。前月の時間外・休日労働時間が100時間を超えたため、産業医が面接指導を実施しました。この3か月間の時間外・休日労働時間は月66時間〜 102時間でした。

　この労働者は面接指導時、高血圧、脂質異常症、高尿酸血症に罹患していまし

たが、業務多忙のため通院の機会がなく、内服薬による治療も自己中断していました。面接指導時の血圧が170/130mmHgと高値であったことに加え、睡眠不足による疲労蓄積も見られたため、産業医が会社に対し、時間外労働の削減、通院再開と継続管理の意見を提出しました。

　最終的な会社の措置として、月80時間を超える長時間労働が禁止されました。

事例15　コントロール不良な基礎疾患に対して就業上の措置を講じたが、改善に苦慮

　53歳男性、営業職。長時間労働、出張が頻繁に発生する状態であることに加え、基礎疾患として糖尿病、高血圧があり、HbA1c 8～9％と、コントロール不良でした。

　1回目の面接指導で、基礎疾患に対し保健指導を行いました。しかし、1年後の健康診断でHbA1c 9％超に悪化していたため、出張禁止、時間外労働は月45時間以下と就業制限を実施したところ、本人は「なぜ糖尿病で就業制限されるのか」と納得せず、人事担当者と産業医が連携し、所属長にも相談して、あらためて本人に指導を行いました。その後、HbA1c 8％未満となったところで就業制限を解除しましたが、それ以降も自己管理はなかなか厳しいものがありました。

　幸い、この労働者は降格もなく、55歳で役職を外れ、業務量も軽減し、定年まで業務をまっとうされました。

事例16　面接指導を契機に血圧高値を把握し、就業上の措置を実施

　53歳男性、財務部門の部長。人間ドックで血圧が190/100mmHgだったことが、長時間労働者への面接指導時に初めて把握されました。その後、就業制限を含めた事後措置も併せて実施しました。

　この事業場では、各種健康診断等の結果や事後措置については嘱託産業医（週0.5日出務）が判定しているなど、その判定基準が統一されていない現状がありました。こういう場合では、面接指導が、健康診断事後措置の漏れを拾うという機能を担うこともあります。

3．職場の体制・環境などの調整・修正により是正・改善した事例

事例 17　慢性的なストレス症状を受けて、業務分担の見直しを実施

　38歳男性、技術者。前月の時間外・休日労働時間が119時間であったため、医師による面接指導の対象となりました。この労働者に対しては、その3か月前にも長時間労働のため面接指導を実施していました。基礎疾患はないものの、前回の面接指導時においても睡眠不足や日中の疲労感が確認されていて、産業医は意見書に「措置までの必要性はないが、要注意」との但し書きを添えていました。

　今回の面接指導では、表情の硬さや疲労感が強く、就業措置が必要と判断したため、産業医が会社に対し時間外労働の削減の意見を提出しました。会社からの情報では、顧客との関係から業務量が多くなり、休日出勤も増加しているとのことでした。

　会社の措置として、上司マネジメントにて業務量緩和に努めるということになりましたが、その後も時間外・休日労働時間が5か月間連続して月100時間を超える状況であったため、再度面接指導となりました。面接指導時に明らかな体調不良は見られなかったものの、健康障害リスクが高い状態であったため、産業医が会社に対し、時間外労働の削減（適切な労務管理が望まれる）の意見を提出しました。労働者本人は、仕事のやりがいが大きく、長時間労働はあまり苦になっていなかったようで、現在のプロジェクト終了後からは残業減少の見込みとのことでした。

　職場の対応として、マネジメント不足が背景にあったため、個人の担当業務をチームとして受けるようにして、3名での業務分担体制としました。産業医意見提出後、「昨年末からの長時間労働は異常な状況であり、早急な対応を図る」と人事部門からの見解が示され、職場管理者による労務管理の徹底を強化し、時間外労働時間80時間未満を徹底することとなりました。

事例 18　抑うつ症状を呈した社員への対策を契機に、労働環境の根本的な見直しを実施

　31歳女性、広報企画担当。新規事業のプロジェクトチーム（立候補制で抜けにくい）に所属し、長時間労働となったため事前問診票にて疲労蓄積度をチェックしたところ高い疲労蓄積が認められたため、産業医が面接指導を実施しました。面接指導では、プロジェクトがうまく進行しておらず、過重労働が発生しており、抑うつ気分、意欲低下および職場の入り口での身体症状（嘔気）の発生など、心身ともに疲弊していることが確認されたため、医療機関への受診勧奨を実施しました。

　また、この労働者は、上司とも相談のうえ、フレックス制度を利用し、11時〜20時のシフトで勤務することとなっていましたが、出退勤時間とパソコンの使用ログが一致しておらず、人事労務担当者も本人と上司に面談を行っていました。同チームの他メンバーにも長時間労働および高ストレス状況が発生しており、産業医および保健師面談を実施したところ、いったんゲートを退出してから再度職場に戻ったり、持ち帰り業務を余儀なくされたりする労働者が多く、職場の雰囲気、人間関係もギスギスしており、会議の場で上席者から叱責された者もいたことがわかりました。職務上、専門的な業務が多く、互いにサポートすることや増員することも難しい状況でした。

　職場の労働者全員にストレスチェックを行い、分析したところ、職場環境（温度管理、パソコン環境等）にストレスを感じている者が最も多く認められました。また、職場風土や人材育成、業務や会議の進め方などについての改善提案も挙げられました。これらの結果・意見内容をとりまとめ、安全衛生担当者、職場の管理監督者、人事労務担当者に対し、結果説明会を実施し、対策を促すようにしました。その後、会議の削減（議事録をとらない会議はやらない）や週末に重要な業務指示を出すことを控える（週末に業務をこなすような状況にしない）等の対策を実施するようになりました。

事例 19　上司による業務状況の把握が不適切な状況を、人事への働きかけにより改善

　48歳男性、溶接設備の担当課長。高血圧治療中。数年来業務を行ってきましたが、他社との業務提携にて、同僚転任、他工場からの設備移管、新製品立ち上げが発生し、その影響で業務負荷が急激に上昇しました。さらに会議も増え、自身

の業務がほとんどできない状況となり、長時間労働となっていきました。

　直接の上司である部長は遠距離にある他工場勤務のため、ふだんはメールや電話でのやりとりのみであり、月に1回の訪問の際も、ほとんどは業務指示のみで、仕事の割り振りに関しては課長に任されている状態でした。過重労働についての議論もありませんでした。この労働者は課長職ではありますが、人員不足のため主任クラスの業務を負担することも増えていました。

　産業医による面接指導では、月の残業を80時間以内とするように会社へ意見を提出しましたが、数か月に渡り労働時間の削減は見られませんでした。その後、再面接指導時に抑うつ傾向が出現していることが確認されましたが、医療機関は受診していませんでした。この時点で、「時間外・休日労働時間が月100時間を超える状態が数年続くかもしれない」との発言が本人からありました。そこで上司である部長が在籍する工場の人事労務にも産業医から相談を持ちかけ、解決をお願いしたところ、この時点で、部長が在籍する工場の人事担当者はこの状態を把握していませんでした。

　その結果、特命名目で人員が増員されることになりました。その後、働き方改革の影響もあり、時間外・休日労働時間も減少し、いまでは月80時間未満に収まっています。労働者も、仕事を自宅へ持ち帰ることは若干発生しているようですが、休日はリフレッシュできており、ふだんの表情は良好で、高血圧の悪化も見られていません。

事例20 異動によるパフォーマンス低下および抑うつ症状を認め、労務管理を見直し

　27歳男性、マーケティング担当。時間外労働が月80時間を超えていたため、医師による面接指導の対象となりました。

　この労働者は現在の部署に異動して3か月目であり、部署に導入されているシステムに不慣れであったことと、仕事のプレッシャーで業務処理が遅くなり、泊まり込みで業務をしていたことが面接時に発覚し、さらに抑うつ症状も確認されました。労務管理を改善するよう会社側へ意見を述べ、その後は抑うつ症状や労務状況は改善しました。

事例21　慢性的な長時間労働が発生している会社において、業務体制の見直しを実施

　建設部門を担当する職場。この職場では面接指導対象者が非常に多いことが問題となっており、面接指導後にその都度、産業医が事後措置の一環として職場改善や業務方法の改善について意見を述べていました。

　この職場の労働者は工事現場に出向いて業務を行うのですが、状況によって工事現場の場所が異なり、遠方となると通勤時間が長くなっていました。また、現場でトラブルが生じた場合は時間外労働が増加するという状況で、さらに道路の夜間工事担当者は休日がほとんどない状況でした。ジョイントベンチャー形式で業務を行うことが多く、相手方の会社が長時間労働であった場合、それに伴い自社の労働者も長時間労働となる状況でもありました。

　そのため、会社全体の取り組みとして、工事現場の近くに宿舎を準備したり、相手方の働き方に合わせず休みを取らせたりする対応をとりました。現場責任者はこれまで土曜日も出勤しなければなりませんでしたが、全員が出勤する必要はないという結論になり、交代で土曜日に休日が取れるようにして週休2日にしました。その後、社内の雰囲気が、働き方を工夫していくという方向へ変わっていきました。

事例22　産業医が非効率的な業務について報告し、業務体制の見直しを実施

　従業員数200名程度の設備メンテナンス会社。年度末はメンテナンス作業が増えるため毎年長時間労働が増えており、時間外・休日労働時間が月100時間以上となる労働者が10名以上発生していました。

　実態調査では、設備ライン管理にむだな時間があることがわかり、産業医による面接指導では、上司が把握していない業務内容・過重労働の要因が把握できたため、会社側へ産業医から伝えました。その後、不必要な出勤をなくすため交替勤務とするなどの対策が社長主導で実施され、業務内容・業務量に変化はないものの、長時間労働が軽減しました。また、社長が実際に動くことで、社長が社員のことを考えてくれたという思いが社員のなかに生まれ、モチベーションアップにつながりました。

事例 23 経営幹部へ働きかけ、
残業時間の設定や業務配分の見直しを実施

　自動車製造の職場。日本、中国、アメリカで同時に同種の車両を製造する事業が進んでいたことがあり、不具合が生じると全工場で同時に過重労働が生じ、そのたびに医師による面接指導の対象者が増加していました。

　これが健康上のリスクが高い働き方であることについて、産業医が本部長、社長へ話をした結果、仕事の進め方について改善策が講じられ、開発業務の残業時間上限が60時間に設定されました。また、子会社へ仕事を割り振ったり、子会社に業務負荷が偏らないよう技術共有したりすることについても工夫が講じられました。

　産業医からの働きかけにより、社員が過重労働にならないような取り組みを行うと同時に事業の進行にも支障が生じないようにと、会社全体が動いた事例です。

事例 24 業務量の増加見込みに対し、
計画的な業務体制見直しにより業務上疾病の発生を防止

　IT関連の会社。コンプライアンスに関わる大きな事案が発生し、対応する社員の過重労働、ストレスによるメンタルヘルス不調が懸念されました。人事常務執行役員より、「この問題による業務上疾病を防ぐ」という基本方針が示され、以下の対策が実施されました。

- 一定時間以上残業時間が累積した場合、翌日は休みとした。
- 上司が、時間外・休日労働時間が増加している者、精神的負荷が高まっている者を抽出し、本社安全衛生部門が集約し、産業医に面接指導を依頼した。
- 産業医による面接指導の結果は、個別就業区分判定につなげた。
- 本件の健康管理方針の改善のために、本社安全衛生部門と審議を継続した。
- 健康に不安がある者に対しては、自主的な健康相談に産業医が対応するとともに、EAP（従業員支援プログラム）の案内を行った。

　また、方針に基づき、産業医は対象となる労働者の面接指導と就業区分判定を実施しました。これらの対策が実施された結果、長時間労働者は発生しましたが、業務上疾病の発生はありませんでした。

事例 25 **社員の疲労状況を報告し、業務体制の見直しを実施**

　開発業務を行う職場。長時間労働者が続発し、医師による面接指導が実施されました。どの社員にも疲労蓄積が見られました。

　面接指導の結果から、社員の疲労蓄積につながっている業務が明確となりました。面接指導結果をもとに、人的資源の投入、スケジュールの見直しなどが実施された結果、業務環境が改善され、面接指導対象となる労働者もいなくなりました。

事例 26 **サービス残業の実態を報告し、労務管理を改善**

　融資業務を担当する職場。長時間労働となった労働者が医師による面接指導の対象者となったため、産業医が面接指導を実施しました。

　面接指導において、サービス残業が発生しているなどの不適切な時間管理が疑われる状況が判明しました。そのため、面接指導対象者の同意を得たのち、当該職場の所属長や人事担当者へ報告し、安全衛生委員会でも報告しました。この事案がきっかけとなり、社内における時間管理の厳格化が実施されることとなりました。

事例 27 **社員の疲労状況を報告し、慢性的な人手不足を解消**

　自動車製造業の職場。毎年、新年度に向けて新車を購入する人（新入社員、新入生など）が多いため、1月〜3月の製造量が増加する傾向にありました。特に塗装課の時間外労働が増加する傾向があり、慢性的に人員が足りず、社員の多くが過重労働となっており、面接指導でも疲労が蓄積している社員が確認できていました。

　そのため産業医が、人事部門および上司に対し社員の疲労蓄積の実態を伝え、結果的に人員増員へつながりました。

事例28 繁忙期のコミュニケーション不足に対し、上司への報告および業務配分の見直しを実施

　金融商品販売を担当する職場。販売促進時期に業務負荷過重となる社員が多くなり、産業医による面接指導対象者も増加していました。

　対象者との面接により、上司が忙しく、部下とうまくコミュニケーションがとれていないことが明らかとなったため、産業医の面接指導後に、産業医から上司へ「部下と直接対話をするように」と促すことを積極的に行いました。これにより、職場での業務配分の見直しが実施され、社員の過重な業務負荷はほぼ解消しました。産業医意見書を人事へも送付していることも良い効果を生んでいると考えられました。

事例29 作業環境の不具合を指摘し、作業効率を向上

　経理を担当する職場。長時間労働のため、複数の労働者が医師による面接指導の対象者となりました。

　面接指導にて、時間外労働中に冷暖房の使用ができなくなるという話を聴取しました。この職場では中央管理方式の空調設備が使用されており、決まった時間になると、夏季の冷房、冬季の暖房のスイッチが切れるとのことでした。室温の上昇・降下による心身の負担を懸念し、産業医から人事部経由で設備管理部署へ空調管理の改善について申し入れを行い、改善措置がとられました。職場環境が改善したことで作業効率が向上しました。

4．面接指導対象者への支援や受診勧奨などにより是正・改善した事例

事例30 管理職への昇進を契機とした長時間労働に対し、上司による支援を実施

　45歳、保守・サービス部門の新任課長。業務の優先順位が判断できず、仕事を抱え込んで疲労が蓄積し、精神的に不安定となっていることが、長時間労働者を対象とする面接指導を通して確認されました。そのため、本人の同意のもと、本

人の長時間労働の原因について産業医から上司（部長）に情報提供し、サポートを依頼しました。

　上司は、毎週末に全管理職が各自実施を求められている、業務遂行状況チェックと次週の業務の優先順位づけ作業を、３か月間支援しました。また、この支援中に、課長がやらなくてもよいことまでやろうとしていたことがわかり、上司が業務の優先順位のつけ方などを指導しました。その後、課長は要領をつかんで自信を回復し、時間外労働も減少し、精神状態も安定しました。

事例31　業務の未熟性に伴う長時間労働に対し、技能取得の機会を設定

　23歳の新入社員の営業担当者。長時間労働となっていたため産業医による面接指導が実施されました。

　知識や技能が未熟なため、同じ業務でも時間がかかってしまうことが長時間残業の要因となっていました。さらに、時間内に決められた成果を出さないといけないというプレッシャーからメンタルヘルス不調に陥っていたことが面接指導時に確認され、産業医から改善をお願いする意見書が職場へ提出されました。その結果、若手社員を対象にした外部研修が行われ、そこで知識や技能を身につけたことで問題解決までの時間が短縮し、さらに残業時間も減少したことでメンタルヘルス不調も改善しました。

事例32　業務の未熟性による長時間労働に対し、技能取得や支援体制整備について助言

　24歳男性、塗装工。長時間労働となっていたため産業医による面接指導が実施されました。

　面接指導時、技能が未熟であることや未経験の仕事への対応のため労働時間が長くなっていることが確認されました。上司による適切なフォローがあれば長時間労働を軽減できると考えられたため、技能習得のための機会創出や業務上の支援を行うよう産業医から上司へ直接意見を伝えました。

事例 33　長時間労働により高血圧が増悪したと考えられる労働者に対し、受診勧奨を実施

　55歳男性、経営企画担当。前月の時間外・休日労働時間が90時間だったため、医師による面接指導の対象となりました。

　健康診断ではこの数年、収縮期血圧が150mmHg前後であり、医療機関受診を勧められていましたが、放置していました。面接指導時に血圧を測定したところ収縮期血圧が180mmHgであったため、すぐに医療機関受診を指示しました。その後は治療により血圧は安定しています。

事例 34　面接指導を契機に放置していた脂質異常の治療を開始

　49歳男性、システムエンジニア。脂質異常症が未治療のまま長時間労働となっていた労働者が医師による面接指導の対象者となり、産業医が面接指導を行いました。

　通常の健康診断事後措置で治療が勧められているにもかかわらず治療に踏みきれていませんでしたが、過労死のリスクと関連づけて治療の説明を行った結果、医療機関受診につながりました。

　ここでは、本章冒頭で触れた研究班によるインタビュー調査から34の良好事例を紹介しましたが、長時間労働の是正や労働環境の改善につながる事例はほかにもたくさんあります。

　たとえば、全国の産業医等により実施された調査研究を通じて得られた過重労働対策についての有用な情報を集めて提供しているウェブサイト「過重労働対策ナビNAVi」では、「事例集」のページで過重労働に関する各種事例を多数掲載し、「労働時間を短くする」「労働時間以外の過重性を改善する」などの対策の種類ごと、「事務職」「営業職」などの職種ごと、「うつ病」「高血圧」などの基本疾患ごと、「休暇取得促進」「労務管理」などの具体的対策ごと、などといったさまざまな切り口で分類して紹介しています。こうした事例集もまた、長時間労働者への対応の際の貴重な資料となるでしょう。ぜひ参考にしてください。

　過重労働対策ナビNAVi「事例集」（2024年1月19日アクセス）
http://www.oshdb.jp/activity/case

巻末資料

■ 長時間労働者と循環器疾患および精神疾患等の関連を示した先行研究 ■

　本書は、労災疾病臨床研究事業費補助金『長時間労働者への医師による面接指導を効果的に実施するためのマニュアル作成』研究班による研究成果と、その研究成果をもとに2021年に厚生労働省から発行された『医師による長時間労働面接指導実施マニュアル』をベースにして、より使いやすく、わかりやすくすることを目的に内容を再構築・再編纂したものです。ここでは、長時間労働や職場の要因がリスクとなる循環器疾患および精神障害についての文献のうち、上記研究班および文献を要約した産業医等が長時間労働者への医師による面接指導において有用と考えるものの一覧を、上記マニュアルから転載します。

健康障害	著者（年）	研究デザイン	曝露評価	結果
脳血管疾患	Taira S, 1994	症例対照研究	高血圧既往歴、高血圧治療中断、脳卒中家族歴、長時間労働	高血圧の既往歴、高血圧の治療中断、脳卒中の家族歴、長時間労働、過労、週1回の休みは脳出血リスクと関連がある。
	Kivimäki M, 2015	メタ分析	労働時間週55時間以上	長時間労働は脳卒中発症リスクを増加させる（RR 1.33, 95％CI 1.11-1.61）労働時間の増加に伴い量・反応関係が認められる（RR 1.11, 95％CI 1.05-1.17）
	Hannerz H, 2018	コホート（前向き）研究	労働時間週40時間以上	全脳血管障害について有意なリスク増加を認めず（RR 0.99, 95％CI 0.93-1.07）、出血性脳血管障害はRR 1.15（95％CI 1.02-1.31）でリスク増加。
	Descatha A, 2020	メタ分析	①週労働時間49-54時間 vs 35-40時間②週労働時間35-40時間 vs 55時間	脳血管障害の有意なリスク増加あり（①RR 1.13, 95％CI 0.93-1.07, ②RR 1.35, 95％CI 1.13-1.61）
心血管疾患	Hwang WJ, Hong O, 2018	体系的レビュー	交替勤務、深夜業、時間外労働（週39-60時間のばらつきあり）、騒音と化学物質の曝露、高度の受動喫煙、職業上の身体負荷、職業性ストレス、社会経済的地位の低さ	心血管疾患の危険因子となる。職場における社会的支援は心血管緊張低下によりリスクを低下させる。
	Kang M, 2012	メタ分析	週労働時間60時間以上	心血管疾患のリスクが有意に増加（OR 1.37, 95％CI 1.11-1.70）
	Kivimäki M, 2011	コホート（前向き）研究	1日の労働時間9時間以上で、フラミンガムリスクスコア高リスク群（10％以上）	1日の労働時間9時間未満、フラミンガムスコア低リスク群（5％未満）に比し、冠動脈疾患発症のハザード比は5.39（95％CI 2.92-9.96）
	Kivimäki M, 2015	体系的レビュー	仕事の不安定	冠動脈疾患発症リスクが増加（RR 1.19, 95％CI 1.00-1.42）
	Virtanen M, 2010	コホート（前向き）研究	1日の労働時間11-12時間以上	全冠動脈性心疾患（冠血管疾患による死亡、非致死的心筋梗塞、狭心症）の発生率が増加（RR 1.56, 95％CI 1.11-2.19）。冠血管疾患による死亡と非致死的心筋梗塞に限定しても発生率増加（RR 1.67, 95％CI 1.02-2.76）。
	Virtanen M, 2012	メタ分析	長時間労働	虚血性心疾患発症の有意なリスク増加あり（RR 1.80, 95％CI 1.42-2.29）

健康障害	著者（年）	研究デザイン	曝露評価	結　果
心血管疾患	Li J, 2020	メタ分析	週労働時間55時間以上 vs 35-40時間	虚血性心疾患発症の有意なリスク増加あり（RR 1.17, 95％CI 1.05-1.31） 虚血性心疾患発症の有意なリスク増加あり（RR 1.13, 95％CI 1.02-1.26）
	Cheng Y, 2013	症例対照研究	労働時間週60時間超 vs 40-≦48時間 睡眠時間6時間未満 vs 6-≦9時間 労働時間週60時間超 vs 40-≦48時間 睡眠時間6時間未満 vs 6-≦9時間	冠動脈疾患の発症リスクが増加（OR 2.2, 95％CI 1.6-3.1） 冠動脈疾患の発症リスクが増加（OR 3.0, 95％CI 2.3-3.9） 急性心筋梗塞の発症リスク増加（OR 2.7, 95％CI 1.6-4.7） 急性心筋梗塞の発症リスク増加（OR 3.3, 95％CI 2.1-5.0）
	Uchiyama S, 2005	コホート（前向き）研究	1日の労働時間10時間超 vs 10時間以下	長時間労働と心血管イベントの発生に明らかな相関はないが、高血圧治療中の労働者において、能動的な仕事と高ストレインの仕事が心血管イベント再発リスクを上昇させる。
精神障害	Theorell T, 2015	体系的レビュー	仕事のストレイン、いじめ、裁量度	抑うつ症状の発生を増加させる（仕事のストレイン OR 1.74, 95％CI 1.54-1.96、高裁量度 OR 0.73, 95％CI 0.68-0.77、いじめ OR 2.82, 95％CI 2.21-3.59）。
	Ogawa R, 2018	コホート（前向き）研究	研修医の週労働時間80-99時間、100時間以上 vs 60時間未満	抑うつ症状（CES-Dスコア）が増加（週労働時間80-99時間 OR 2.83、100時間以上 OR 6.96）。
	Virtanen M, 2012	コホート（前向き）研究	週労働時間5時間以上 vs 35-40時間	抑うつ症状のリスクが1.66倍（95％CI 1.06-2.61）、不安症状のリスクが1.74倍（95％CI 1.15-2.61）
	Watanabe K, 2016	メタ分析	長時間労働	医師が診断した抑うつ障害の発症をアウトカムとした前向き研究7論文のメタ分析では明らかなリスク増加は認められない（OR 1.08, 95％CI 0.83-1.39）。
	Virtanen M, 2018	メタ分析	週労働時間5時間以上 vs 35-40時間	抑うつ症状との間に関連が認められた（OR＝1.14）。アジアでの関連が強く（OR＝1.50）、ヨーロッパでは関連が弱く（OR＝1.11）、北米やオーストラリアでは関連は認められなかった。
糖尿病	Kivimäki M, Virtanen M, 2015	メタ分析	週労働時間5時間以上 vs 35-40時間	長時間労働者の方が標準労働時間の方よりも相対リスクが有意に高く（I^2＝53％, p＝0.0016）、発症リスクは30％増加する。
	Eriksson A, 2013	コホート（前向き）研究	仕事の要求度、コントロール度	仕事の要求度が高く、かつコントロールが低い群は、そうでない群と比較して2型糖尿病の発症リスクが高かった（OR 1.6, 95％CI 1.0-2.7）。女性ではコントロールのみ低い群でも高コントロール度群と比較して2型糖尿病の発生リスクが高かった（OR 2.4, 95％CI 1.1-5.2）。
高血圧	Nakamura K, 2012	コホート（前向き）研究	時間外労働月40時間以上 vs 40時間未満	組立ライン作業者で拡張期血圧の変化量は時間外労働月40時間未満群で1.5（95％CI 0.8-2.2）、40～79.9時間群で2.3（95％CI 1.3-3.2）、80時間以上群で5.3（95％CI 2.7-7.9）と、時間外労働が長くなるほど有意に増加した（p＝0.02）。

長時間労働者への面接指導に関連する法令一覧（抄）

[労働安全衛生法]（令和4年法律第68号による改正）

（面接指導等）

第66条の8 事業者は、その労働時間の状況その他の事項が労働者の健康の保持を考慮して厚生労働省令で定める要件に該当する労働者（次条第1項に規定する者及び第66条の8の4第1項に規定する者を除く。以下この条において同じ。）に対し、厚生労働省令で定めるところにより、医師による面接指導（問診その他の方法により心身の状況を把握し、これに応じて面接により必要な指導を行うことをいう。以下同じ。）を行わなければならない。

2　労働者は、前項の規定により事業者が行う面接指導を受けなければならない。ただし、事業者の指定した医師が行う面接指導を受けることを希望しない場合において、他の医師の行う同項の規定による面接指導に相当する面接指導を受け、その結果を証明する書面を事業者に提出したときは、この限りでない。

3　事業者は、厚生労働省令で定めるところにより、第1項及び前項ただし書の規定による面接指導の結果を記録しておかなければならない。

4　事業者は、第1項又は第2項ただし書の規定による面接指導の結果に基づき、当該労働者の健康を保持するために必要な措置について、厚生労働省令で定めるところにより、医師の意見を聴かなければならない。

5　事業者は、前項の規定による医師の意見を勘案し、その必要があると認めるときは、当該労働者の実情を考慮して、就業場所の変更、作業の転換、労働時間の短縮、深夜業の回数の減少等の措置を講ずるほか、当該医師の意見の衛生委員会若しくは安全衛生委員会又は労働時間等設定改善委員会への報告その他の適切な措置を講じなければならない。

第66条の8の2 事業者は、その労働時間が労働者の健康の保持を考慮して厚生労働省令で定める時間を超える労働者（労働基準法第36条第11項に規定する業務に従事する者（同法第41条各号に掲げる者及び第66条の8の4第1項に規定する者を除く。）に限る。）に対し、厚生労働省令で定めるところにより、医師による面接指導を行わなければならない。

2　前条第2項から第5項までの規定は、前項の事業者及び労働者について準用する。この場合において、同条第5項中「作業の転換」とあるのは、「職務内容の変更、有給休暇（労働基準法第39条の規定による有給休暇を除く。）の付与」と読み替え

るものとする。

第66条の8の3　事業者は、第66条の8第1項又は前条第1項の規定による面接指導を実施するため、厚生労働省令で定める方法により、労働者（次条第1項に規定する者を除く。）の労働時間の状況を把握しなければならない。

第66条の8の4　事業者は、労働基準法第41条の2第1項の規定により労働する労働者であつて、その健康管理時間（同項第3号に規定する健康管理時間をいう。）が当該労働者の健康の保持を考慮して厚生労働省令で定める時間を超えるものに対し、厚生労働省令で定めるところにより、医師による面接指導を行わなければならない。

2　第66条の8第2項から第5項までの規定は、前項の事業者及び労働者について準用する。この場合において、同条第5項中「就業場所の変更、作業の転換、労働時間の短縮、深夜業の回数の減少等」とあるのは、「職務内容の変更、有給休暇（労働基準法第39条の規定による有給休暇を除く。）の付与、健康管理時間（第66条の8の4第1項に規定する健康管理時間をいう。）が短縮されるための配慮等」と読み替えるものとする。

第66条の9　事業者は、第66条の8第1項、第66条の8の2第1項又は前条第1項の規定により面接指導を行う労働者以外の労働者であつて健康への配慮が必要なものについては、厚生労働省令で定めるところにより、必要な措置を講ずるように努めなければならない。

（健康診断等に関する秘密の保持）
第105条　第65条の2第1項及び第66条第1項から第4項までの規定による健康診断、第66条の8第1項、第66条の8の2第1項及び第66条の8の4第1項の規定による面接指導、第66条の10第1項の規定による検査又は同条第3項の規定による面接指導の実施の事務に従事した者は、その実施に関して知り得た労働者の秘密を漏らしてはならない。

[労働安全衛生規則]（令和5年厚生労働省令第33号による改正）

（産業医に対する情報の提供）

第14条の2　法第13条第4項の厚生労働省令で定める情報は、次に掲げる情報とする。

一　法第66条の5第1項、第66条の8第5項（法第66条の8の2第2項又は第66条の8の4第2項において読み替えて準用する場合を含む。）又は第66条の10第6項の規定により既に講じた措置又は講じようとする措置の内容に関する情報（これらの措置を講じない場合にあつては、その旨及びその理由）

二　第52条の2第1項、第52条の7の2第1項又は第52条の7の4第1項の超えた時間が1月当たり80時間を超えた労働者の氏名及び当該労働者に係る当該超えた時間に関する情報

三　前二号に掲げるもののほか、労働者の業務に関する情報であつて産業医が労働者の健康管理等を適切に行うために必要と認めるもの

2　法第13条第4項の規定による情報の提供は、次の各号に掲げる情報の区分に応じ、当該各号に定めるところにより行うものとする。

一　前項第一号に掲げる情報　法第66条の4、第66条の8第4項（法第66条の8の2第2項又は第66条の8の4第2項において準用する場合を含む。）又は第66条の10第5項の規定による医師又は歯科医師からの意見聴取を行つた後、遅滞なく提供すること。

二　前項第二号に掲げる情報　第52条の2第2項（第52条の7の2第2項又は第52条の7の4第2項において準用する場合を含む。）の規定により同号の超えた時間の算定を行つた後、速やかに提供すること。

三　前項第三号に掲げる情報　産業医から当該情報の提供を求められた後、速やかに提供すること。

（面接指導の対象となる労働者の要件等）

第52条の2　法第66条の8第1項の厚生労働省令で定める要件は、休憩時間を除き1週間当たり40時間を超えて労働させた場合におけるその超えた時間が1月当たり80時間を超え、かつ、疲労の蓄積が認められる者であることとする。ただし、次項の期日前1月以内に法第66条の8第1項又は第66条の8の2第1項に規定する面接指導を受けた労働者その他これに類する労働者であつて法第66条の8第1項に規定する面接指導（以下この節において「法第66条の8の面接指導」という。）を受ける必要がないと医師が認めたものを除く。

2　前項の超えた時間の算定は、毎月1回以上、一定の期日を定めて行わなければならない。

3　事業者は、第1項の超えた時間の算定を行つたときは、速やかに、同項の超えた時間が1月当たり80時間を超えた労働者に対し、当該労働者に係る当該超えた時間に関する情報を通知しなければならない。

（面接指導の実施方法等）

第52条の3　法第66条の8の面接指導は、前条第1項の要件に該当する労働者の申出により行うものとする。

2　前項の申出は、前条第2項の期日後、遅滞なく、行うものとする。

3　事業者は、労働者から第1項の申出があつたときは、遅滞なく、法第66条の8の面接指導を行わなければならない。

4　産業医は、前条第1項の要件に該当する労働者に対して、第1項の申出を行うよう勧奨することができる。

（面接指導における確認事項）

第52条の4　医師は、法第66条の8の面接指導を行うに当たつては、前条第1項の申出を行つた労働者に対し、次に掲げる事項について確認を行うものとする。

一　当該労働者の勤務の状況

二　当該労働者の疲労の蓄積の状況

三　前号に掲げるもののほか、当該労働者の心身の状況

（労働者の希望する医師による面接指導の証明）

第52条の5　法第66条の8第2項ただし書の書面は、当該労働者の受けた法第66条の8の面接指導について、次に掲げる事項を記載したものでなければならない。

一　実施年月日

二　当該労働者の氏名

三　法第66条の8の面接指導を行つた医師の氏名

四　当該労働者の疲労の蓄積の状況

五　前号に掲げるもののほか、当該労働者の心身の状況

（面接指導結果の記録の作成）

第52条の6　事業者は、法第66条の8の面接指導（法第66条の8第2項ただし書の場

合において当該労働者が受けたものを含む。次条において同じ。）の結果に基づき、当該法第66条の8の面接指導の結果の記録を作成して、これを5年間保存しなければならない。

2　前項の記録は、前条各号に掲げる事項及び法第66条の8第4項の規定による医師の意見を記載したものでなければならない。

（面接指導の結果についての医師からの意見聴取）

第52条の7　法第66条の8の面接指導の結果に基づく法第66条の8第4項の規定による医師からの意見聴取は、当該法第66条の8の面接指導が行われた後（同条第2項ただし書の場合にあつては、当該労働者が当該法第66条の8の面接指導の結果を証明する書面を事業者に提出した後）、遅滞なく行わなければならない。

（法第66条の9の必要な措置の実施）

第52条の8　法第66条の9の必要な措置は、法第66条の8の面接指導の実施又は法第66条の8の面接指導に準ずる措置（第3項に該当する者にあつては、法第66条の8の4第1項に規定する面接指導の実施）とする。

2　労働基準法第41条の2第1項の規定により労働する労働者以外の労働者に対して行う法第66条の9の必要な措置は、事業場において定められた当該必要な措置の実施に関する基準に該当する者に対して行うものとする。

3　労働基準法第41条の2第1項の規定により労働する労働者に対して行う法第66条の9の必要な措置は、当該労働者の申出により行うものとする。

［労働基準法施行規則］（令和5年厚生労働省令第165号による改正）

第34条の2

⑭　法第41条の2第1項第六号の厚生労働省令で定める措置は、次に掲げる措置とする。

　二　健康管理時間が一定時間を超える対象労働者に対し、医師による面接指導（問診その他の方法により心身の状況を把握し、これに応じて面接により必要な指導を行うことをいい、労働安全衛生法（昭和47年法律第57号）第66条の8の4第1項の規定による面接指導を除く。）を行うこと。

長時間労働者への面接指導に関連する通達一覧（抄）

［地域産業保健センターにおける面接指導等の相談窓口における運用について（平成20年3月14日　基安労発第0314001号）］

1　面接指導等の相談窓口で実施する面接指導の範囲

　地域産業保健センターの面接指導等の相談窓口において実施する医師による面接指導（問診その他の方法により心身の状況を把握し、これに応じて面接により必要な指導を行うことをいう。以下同じ。）については、常時50人未満の労働者を使用する小規模事業場の労働者であって、労働安全衛生法第66条の8第1項、第66条の8の2第1項及び第66条の8の4第1項に基づき、労働安全衛生規則第52条の2に規定する要件に該当する労働者（時間外・休日労働時間が1月当たり80時間を超え、かつ、疲労の蓄積が認められる者）、第52条の7の2に規定する要件に該当する労働者及び第52条の7の4に規定する要件に該当する労働者を対象として実施するものであり、原則として、当該医師が同法第66条の8第4項、第66条の8の2第2項及び第66条の8の4第2項に規定する事後措置に係る意見を事業者に述べるまでを事業の範囲とすること。

　なお、同法第66条の9に基づく面接指導又は面接指導に準ずる措置（時間外・休日労働時間が1月当たり80時間を超え、かつ、疲労の蓄積が認められる者以外の労働者又は労働安全衛生規則第52条の7の4に規定する要件に該当する者以外の労働者が対象）のうち、面接指導については、上記に準じて面接指導等の相談窓口において対応することとなるが、面接指導に準ずる措置については「健康相談窓口」においても対応が可能であることに留意すること。

2　面接指導等の相談窓口で実施する面接指導の位置づけ

　事業者の指示等により、当該面接指導の対象者が面接指導等の相談窓口において面接指導を受ける場合には、同法第66条の8第2項の事業者が指定した医師が行う面接指導に該当するものであること。

3　面接指導等の相談窓口で実施する面接指導の主な流れ

(5) 地域産業保健センターは、（4）により事業者に交付した「面接指導結果報告書及び事後措置に係る意見書例」に沿った書面の写し及び「面接指導実施台帳例」に沿った台帳並びに「長時間労働者への面接指導チェックリスト（地域産業保健センター用）」等については、5年間保存するものとすること。

なお、各書面の保存、破棄等に当たっては、健康情報の保護に十分留意すること。

4　その他留意事項

(2) いわゆる「大企業」の支店、営業所等であって、常時50人未満の労働者を使用する小規模事業場から、地域産業保健センターに対して面接指導の実施の依頼があった場合には、同種の業態の複数事業場を共同化することにより、面接指導を含む産業医活動を効率的に実施できること、当該産業医の継続的な選任を促進し得ること等を踏まえ、当該事業場の理解を得つつ、地域産業保健センターを紹介する、又は面接指導の実施可能な医療機関を紹介する等、企業規模で常時50人未満の労働者を使用する事業場に対して、同法第66条の8、第66条の8の2及び第66条の8の4に基づく医師による面接指導を優先的に実施するよう配慮すること。

[長時間労働医師への面接指導実施医師養成講習の実施について（令和4年12月27日　医政発1213第6号）]（別紙）

1．目的

　令和6年4月1日から適用される医師の時間外・休日労働上限規制に関し、医療法（昭和23年法律第205号）第108条（※）において、医業に従事する医師のうち、月の時間外・休日労働が100時間以上となることが見込まれる者に対しては、医療法施行規則（昭和23年厚生労働省令第50号）第65条第2号（※）に規定する講習を修了した医師（以下「面接指導実施医師」という。）による面接指導の実施を医療機関の管理者に義務付けている。本講習は、関連法規や健康管理に関する知識の習得を図り、長時間労働医師への面接指導に必要な知見を備えた面接指導実施医師の養成を目的とする。

　※本要領における医療法及び医療法施行規則の規定は、令和6年4月1日時点のものを指す。

3．講習内容と実施形態等

　講習内容は以下のとおりとし、全てオンラインによる実施とする。

(1) 研修教材（e-learning）を活用した知識の習得

　　①総論・法制論（労働基準法・労働安全衛生法・医療法）

　　②健康管理（特に過重労働・睡眠負債による健康への影響について

　　③メンタルヘルス対策

　　④追加的健康確保措置（疲労回復に効果的な休息の付与方法、睡眠及び疲労の状

　　　況について確認する事項を含めた効果的な面接指導の実施方法）

　　⑤面接指導実施医師の行う面接指導の模範動画を用いた技術の習得等

（2）受講後の確認試験の実施

[情報通信機器を用いた労働安全衛生法第66条の8第1項、第66条の8の2第1項、第66条の8の4第1項及び第66条の10第3項の規定に基づく医師による面接指導の実施について（令和2年11月19日　基発1119第2号）]

2　情報通信機器を用いた面接指導の実施に係る留意事項

（1）事業者は、面接指導を実施する医師に対し、面接指導を受ける労働者が業務に従事している事業場に関する事業概要、業務の内容及び作業環境等に関する情報並びに対象労働者に関する業務の内容、労働時間等の勤務の状況及び作業環境等に関する情報を提供しなければならないこと。また、面接指導を実施する医師が、以下のいずれかの場合に該当することが望ましいこと。

　　①　面接指導を実施する医師が、対象労働者が所属する事業場の産業医である場合

　　②　面接指導を実施する医師が、契約（雇用契約を含む）により、少なくとも過去1年以上の期間にわたって、対象労働者が所属する事業場の労働者の日常的な健康管理に関する業務を担当している場合。

　　③　面接指導を実施する医師が、過去1年以内に、対象労働者が所属する事業場を巡視したことがある場合。

　　④　面接指導を実施する医師が、過去1年以内に、当該労働者に指導等を実施したことがある場合。

（2）面接指導に用いる情報通信機器が、以下の全ての要件を満たすこと。

　　①　面接指導を行う医師と労働者とが相互に表情、顔色、声、しぐさ等を確認できるものであって、映像と音声の送受信が常時安定しかつ円滑であること。

　　②　情報セキュリティ（外部への情報漏洩の防止や外部からの不正アクセスの防止）が確保されること。

　　③　労働者が面接指導を受ける際の情報通信機器の操作が、複雑、難解なものでなく、容易に利用できること。

（3）情報通信機器を用いた面接指導の実施方法等について、以下のいずれの要件も満たすこと。

　　①　情報通信機器を用いた面接指導の実施方法について、衛生委員会等で調査審議

を行った上で、事前に労働者に周知していること。

② 情報通信機器を用いて実施する場合は、面接指導の内容が第三者に知られることがないような環境を整備するなど、労働者のプライバシーに配慮していること。

(4) 情報通信機器を用いた面接指導において、医師が緊急に対応すべき徴候等を把握した場合に、労働者が面接指導を受けている事業場その他の場所の近隣の医師等と連携して対応したり、その事業場にいる産業保健スタッフが対応する等の緊急時対応体制が整備されていること。

[情報通信機器を用いた産業医の職務の一部実施に関する留意事項等について（令和3年3月31日　基発0331第4号）]

2　情報通信機器を用いて遠隔で産業医の職務を実施する場合における留意すべき事項

(3) 個別の職務ごとに留意すべき事項

ア　医師による面接指導（労働安全衛生規則（昭和47年労働省令第32号。以下「安衛則」という。）第14条第1項第2号及び第3号関係）

　　法第66条の8第1項、第66条の8の2第1項、第66条の8の4第1項及び第66条の10第3項の規定に基づく面接指導について情報通信機器を用いて遠隔で実施する際には、「情報通信機器を用いた労働安全衛生法第66条の8第1項、第66条の8の2第1項、第66条の8の4第1項及び第66条の10第3項の規定に基づく医師による面接指導の実施について」（平成27年9月15日付け基発0915第5号（令和2年11月19日最終改正））に基づき、当該通達で示す留意事項を遵守するとともに、面接指導を実施する医師が必要と認める場合には直接対面により実施すること。

(4) 情報通信機器を用いて遠隔で行う産業医の職務に関する事業者の留意事項

　　産業医は、産業医学の専門的立場から、独立性及び中立性をもってその職務を行うことができるよう、健康管理等に必要な情報の提供を事業者に求めることができ、また、その職務を実施するために必要な権限が付与されている。産業医はこの趣旨を踏まえ、情報通信機器を用いて遠隔で実施することが適当でないと認める職務については、実地で現場を確認するとともに、情報通信機器を用いて遠隔で産業医の職務を実施する場合においても、労働者一人ひとりの健康を確保するために必要と認めるときは、事業者に対して、健康管理等に必要な情報を提供するよう求める等、必要な対応を行うことが重要であること。

　　事業者は、これらを踏まえ、産業医が効果的な活動が行えるよう、配慮すること。

■ 長時間労働者への面接指導に役立つマニュアル・ガイドライン・リーフレット等 ■

※アクセス確認　2024年1月25日

医師による長時間労働面接指導実施マニュアル
https://www.mhlw.go.jp/content/000843223.pdf

長時間労働医師への健康確保措置に関するマニュアル（改訂版）
https://www.mhlw.go.jp/content/10800000/001155631.pdf

面接指導実施医師養成ナビ（ウェブサイト）
https://ishimensetsu.mhlw.go.jp

労働時間の適正な把握のために使用者が講ずべき措置に関するガイドライン
　（平成29年1月20日策定）
https://www.mhlw.go.jp/kinkyu/dl/151106-04.pdf

過重労働による健康障害を防ぐために
https://www.mhlw.go.jp/content/11303000/000553560.pdf

過重労働対策ナビNAVi（ウェブサイト）
http://www.oshdb.jp

テレワークにおける適切な労務管理のためのガイドライン
https://www.mhlw.go.jp/content/11911500/000683359.pdf

高血圧治療ガイドライン2019
http://www.jpnsh.jp/data/jsh2019/JSH2019_noprint.pdf

動脈硬化性疾患予防ガイドライン2022年版
https://www.j-athero.org/jp/wp-content/uploads/publications/pdf/GL2022_s/
　jas_gl2022_3_230210.pdf

本書に掲載した各種書式、チェックリスト等一覧

[面接指導に役立つチェックリストや書式]

面接指導時に最低限確認すべき事項	p.16（表4）
面接指導実施前に入手しておきたい情報	p.20（表5）
〈様式1〉 面接指導の事前問診票（本人記入）[1]	p.17（図6）
〈様式2〉 労働者の疲労蓄積度自己診断チェックリスト（2023年改正版）	p.18〜19（図7）
〈様式3〉 面接指導の記録用紙[1]	p.39（図12）
〈様式4〉 面接指導の報告書[1]	p.50（図19）
BSIDを活用したうつ病の簡易評価	p.28（図10）

[面接指導対象者が医師の場合の面接指導に役立つチェックリストや書式]

睡眠負債の状況を評価する質問紙[2]	p.21（図8）
睡眠負債の把握で有用な項目	p.21（表6）
長時間労働面接振り返りシート[2]	p.33（図11）
就業制限や医療機関紹介の必要性をうかがわせる状況	p.32（表8）
長時間労働以外の負荷要因	p.32（表9）

[オンラインによる面接指導の場合に役立つチェックリストや書式]

オンラインによる面接指導を行う医師に求められる要件	p.35（表10）
面接指導に使用する情報通信機器に必要な要件	p.35（表11）
オンラインによる面接指導を行ううえで整えておくべき条件	p.36（表12）
オンラインによる面接指導実施中の留意点	p.37（表13）
リモートワークにおける勤務の状況の確認ポイント	p.37（表14）
リモートワークにおける心理的な負担と心身の状況の確認ポイント	p.38（表15）

出典：1）厚生労働省『医師による長時間労働面接指導実施マニュアル』
2）厚生労働省『長時間労働医師への健康確保措置に関するマニュアル（改訂版）』

これらの書式やチェックリスト等は以下のURLからダウンロードできます。
https://www.uoeh-u.ac.jp/kouza/sanhoken/shiryo/index.html

堀江　正知（ほりえ・せいち）

産業医科大学 産業生態科学研究所 産業保健管理学研究室 教授 ／ 副学長。
1986年、産業医科大学 医学部 卒業。1991年からカリフォルニア大学 サンフランシスコ校レジデント。1993年、カリフォルニア大学 公衆衛生学大学院 修士（MPH）。日本鋼管株式会社（現・JFEスチール株式会社）専属産業医、同社京浜保健センター長を経て、2003年から産業医科大学 産業生態科学研究所 産業保健管理学研究室 教授。2010年から2016年まで同大学 産業生態科学研究所 所長、2016年から2022年まで同大学 ストレス関連疾患予防センター長、2020年から同大学　副学長（併任）。労働衛生コンサルタント（保健衛生）。博士（医学）。日本産業衛生学会専門医・指導医。

医師による面接指導マニュアル 2
長時間労働者編

2024年3月29日　初版　　　　　　　　定価（本体2,000円＋税）

著　　　者　　堀江　正知
編集発行人　　井上　　真
発　行　所　　公益財団法人 産業医学振興財団
　　　　　　　〒101-0048　東京都千代田区神田司町2-2-11新倉ビル
　　　　　　　TEL 03-3525-8291　FAX 03-5209-1020
　　　　　　　URL https://www.zsisz.or.jp
表紙デザイン　grab 等々力嘉彦
印　刷　所　　山代印刷株式会社

ISBN978-4-915947-87-2　C2047　￥2000E